W0245660

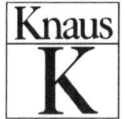

Inhalt

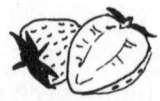

Das Geheimnis der Verführung 101

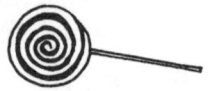

Körperdüfte und ihr widersprüchliches Dasein 125

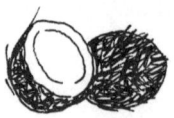

Immer der Nase nach

Unsere Nase ist faszinierend, jeden Tag aufs Neue. Wenn wir auf einer Wolke Kaffeeduft aus dem Bett schweben, das Aroma frischer Erdbeeren genießen oder der vertraute Geruch unseres Partners für Herzklopfen sorgt. Unvermittelt entführt uns die Nase in die Vergangenheit und weckt vergessene Erinnerungen. Allein der Geruch von Apfelkuchen kann uns in sorglose Kindertage zurückversetzen. Die Nase lockt uns aus purer Neugier auf Abwege und hinein in zufällige Abenteuer, nur weil sie sich nicht aus fremder Leute Angelegenheiten heraushalten kann. Sie ist frech und unverschämt intim und manchmal verrät sie uns mehr über andere Menschen, als ihnen lieb ist.

»Den kann ich nicht riechen«, das merken wir schnell, nur erklären können wir es oft nicht. Beim Nächsten dagegen geraten wir ins Schwärmen: Umwerfend! Was für ein Duft! Von manchen Leuten haben wir »die Nase niemals voll«. Sie kennt unsere romantischen Liebesträume, und wenn wir ihr folgen, haben wir gute Chancen, den richtigen Partner fürs Leben zu finden. Was die Nase allerdings überhaupt nicht romantisch meint, sondern sehr praktisch.

Denn sie hat allein den Fortbestand der Menschheit im Sinn. Außerdem kümmert sie sich um unser Wohlergehen. Rund um die Uhr, sogar wenn wir schlafen. Schließlich ist sie es, die uns täglich mit 20 000 Litern Atemluft versorgt, uns warnt, wenn ein Feuer ausbricht, wenn Gifte uns bedrohen oder Essen verdorben ist.

Lange war das Riechen von Wissenschaftlern und Philosophen als animalischer, triebhafter Sinn und als chemische Informationsquelle ohne Geist vernachlässigt worden. Ein vermeintlich niederer Sinn neben den »intelligenten Sinnen« Sehen und Hören. Heute hat man seine Bedeutung erkannt: Fast täglich erreichen uns Meldungen wie »Jasminduft hilft beim Einschlafen«, »Gute Düfte steigern die Tanzlaune« oder »Frauen trösten sich mit Männerduft«. Uns wird bewusst, wie sehr das Riechen unseren Alltag bestimmt. Und natürlich auch das Schmecken, das eigentlich »Riechen beim Essen« genannt werden müsste, weil die Aromen aller Speisen zuerst in der Nase wahrgenommen werden. Warum packt uns plötzlich so ein Heißhunger auf einen fetten Cheeseburger? Weshalb schmeckt der im Urlaub gekaufte Wein zu Hause ganz fad? Aber es geht um noch viel mehr: Wie kann ich meinen Geruchssinn schärfen, um diese rätselhafte, für Augen und Ohren verborgene Welt besser wahrzunehmen? Wie kann ich so zum Feinschmecker, zum Riechprofi werden? Mit der Nase sogar mein Gehirn trainieren?

All diesen Fragen sind wir in diesem Buch nachgegangen. Tatsächlich können Düfte uns stimulieren oder entspannen, erfrischen und freudig erregen oder auch manipulieren. Sie können uns sogar attraktiv und schlank erscheinen lassen oder als Anti-Aging-Programm wirken – die Tests und Übungen im Buch verraten, wie das geht.

Vor allem aber sind Düfte Glücksboten und überraschen uns jeden Tag wieder. Gehen auch Sie mit diesem kleinen Buch übers Riechen und Schmecken auf Ihre ganz persönliche Entdeckungsreise durch die Welt der Düfte. Wir wünschen Ihnen dabei viel Spaß!

Riechen und Schmecken –
wie geht das eigentlich?

Das Duft-Alphabet hat dreihundertfünfzig Buchstaben

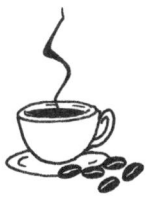

Können Menschen mit einer besonders langen oder besonders großen Nase besonders gut riechen? Nein. Wie gut man riechen kann, ist eine Frage des individuellen Empfindens, genauso wie beim Sehen und Hören. Mit einem wesentlichen Unterschied: Wir können die Augen schließen oder uns die Ohren zuhalten – aufhören zu atmen können wir nicht. Und mit jedem Atemzug nehmen wir Duftmoleküle auf. Vom ersten Schrei bis zum letzten Seufzer unseres Lebens riechen wir. Jeden Tag, jede Sekunde und sogar nachts. Allerdings wird aus der gesamten Atemluft nur eine kleine Probe entnommen und auf die Riechzellen geleitet, der weitaus größte Teil geht direkt in die Lunge. Außerdem riechen wir meistens nur mit einem Nasenloch, das andere macht währenddessen Pause und erholt sich. Und wie es Rechts- und Linkshänder gibt, findet man Rechts- und Linksnasen. Mit seiner Lieblingsseite riecht der Mensch etwa drei Viertel des Tages, schaltet aber ab und zu auch auf die andere Seite um. Noch nie gemerkt? Weil wir ganz automatisch atmen und unserer Atmung keine Aufmerksamkeit schenken. Einzig, wenn man einen Duft intensiver wahrnehmen möchte und bewusst schnüffelt, werden beide Nasenlöcher benutzt.

Doch wie funktioniert das Riechen eigentlich? Jeder duftende Gegenstand gibt winzigkleine Moleküle in die Luft ab, weiche Materialien mehr als harte und heiße mehr als kalte. Die Duftmoleküle schwirren wie Staubkörner in der Luft umher. Die menschliche Riechschleimhaut ist mit fünfzehn Millionen Riechzellen pro Nasenseite ausgestattet. Jede dieser Zellen besteht aus einem ovalen Zellkörper, aus dem nach oben eine feine, zentimeterlange Nervenfaser ragt – der Verbindungsdraht ins Riechhirn. Um den Zugang zum Gehirn zu ermöglichen, hat unser Schädel an dieser Stelle kleine Löcher wie ein Sieb. Nach unten wachsen aus einem kolbenförmigen Fortsatz der Riechzelle zwanzig bis dreißig kleine Fäden, die Zilien, hervor, die in den Nasenschleim hineinragen. In den Zilien sitzen die Duftsensoren, die sogenannten Riechrezeptoren, an die die Duftmoleküle andocken.

Die Natur hat jeden Menschen, egal ob Europäer, Asiat, Australier oder Afrikaner, mit dem gleichen Repertoire von dreihundertfünfzig verschiedenen Typen dieser Riechrezeptoren ausgestattet, jeder spezialisiert auf einen bestimmten Duft wie zum Beispiel Vanille oder Moschus. Jedoch besitzt jede unserer dreißig Millionen Riechsinneszellen in ihren Zilien immer nur eine Sorte von Rezeptoren, davon allerdings viele tausend. Wenn wir also an Vanillezucker riechen, müssen die Vanillinmoleküle die Riechzellen finden, die den entsprechenden Rezeptor für Vanillin tragen, um dort anzudocken. Bisher sind allerdings erst von etwa zwanzig Rezeptoren die passenden Düfte entschlüsselt, die meisten von unserem Labor an der Ruhr-Universität Bochum.

Das Duftmolekül passt zum Riechrezeptor wie ein Schlüssel zum Schloss. Der Rezeptor kann die chemische Botschaft nicht nur lesen, sondern auch vervielfältigen und veranlassen, dass massenhaft Botenstoffe in der Riechzelle entstehen und einen elektrischen Impuls erzeugen.

Dieser wird über die Nervenfasern blitzartig ins Gehirn geleitet und informiert es darüber, dass ein Hauch von Vanille in der Luft liegt. Die meisten Düfte, wie zum Beispiel Kaffee, setzen sich allerdings aus einer Mischung von vielen verschiedenen Duftmolekülen zusammen. Entsprechend werden viele unterschiedliche Riechzelltypen zur gleichen Zeit aktiviert und lassen im Gehirn das »Kaffee-Muster« entstehen. Genauso wie Buchstaben ein Wort bilden. Und wie ein Buchstabe in vielen Wörtern auftaucht, können auch einzelne Duftmoleküle in vielen Mischungen vorkommen. Unser Duft-Alphabet hat dreihundertfünfzig Buchstaben, Duftwörter können ganz kurz oder über hundert Buchstaben lang sein, während das längste im Duden verzeichnete Wort nur 67 Buchstaben hat (Grundstücks-verkehrsgenehmigungszuständigkeitsübertragungsverordnung). Jean-Baptiste Grenouille, das Duftgenie aus dem Buch *Das Parfum* konnte dank seiner Supernase sogar

Ulmen- von Birnbaumholz unterscheiden. Er wusste nach dem Geschmack von Milch auch zu sagen, von welcher Kuh sie stammte und was diese vorher gefressen hatte. Geübte Weintester kommen dem schon sehr nahe, wenn sie zum Beispiel das genaue Anbaugebiet oder sogar den Jahrgang eines Weines erkennen können. Seien Sie nicht enttäuscht, wenn Ihnen das nicht gelingt! Denn das Gehirn muss all die komplexen Duftwörter abspeichern und lernen. Kein Wunder, dass man viel Training braucht, um Düfte zu unterscheiden. Und wie beim Klavierspielen oder im Sport gilt auch beim Riechen: Nicht jeder Mensch hat das Talent zum Superstar.

Die Welt der Anti-Düfte

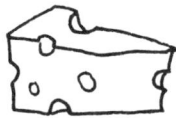

Im Alltag ist es nicht immer von Vorteil, eine gute Nase zu haben. Oft bringen uns die Gerüche um uns herum zur Verzweiflung. Wenn wir unseren Trainingspartnern im Fitness-Studio allzu nahe kommen oder in einer voll besetzten U-Bahn dicht an den Nebenmann gedrückt ausharren müssen. Auch der allzu großzügige Gebrauch von Parfum – meist von der Dame, die im Theater direkt vor uns sitzt – kann nicht nur einem empfindlichen Menschen gründlich die Laune verderben.

Unsere Großmütter griffen in solchen Situationen zum Riechfläschchen, um die aufkommende Übelkeit zu bekämpfen und die unweigerlich folgende Ohnmacht zu verhindern. Und vielleicht greifen wir bald wieder zu ähnlichen Maßnahmen. In unserem Bochumer Labor haben wir entdeckt, wie wir unsere Nase für einzelne Düfte unempfindlich machen können. Dabei half uns, wie so oft in der Wissenschaft, der Zufall. Eine Maiglöckchen-Duftmischung, mit der wir experimentierten, roch plötzlich nicht mehr nach Maiglöckchen. Warum?, fragten wir uns. Verantwortlich dafür war eine ganz spezielle Substanz in der Mischung, nämlich Undecanal. Jedes Mal, wenn der Riechrezeptor für Maiglöckchenduft damit in Kontakt kam, konnte er keine Maiglöckchen mehr riechen. Alle anderen Rezeptoren, wie die für Rosen oder Veilchen, blieben unbehelligt. So entdeckten wir den ersten spezifischen Duftblocker. Auch für einige weitere Riechrezeptoren, beispielsweise für frische Meeresbrise und Veilchenduft, kennen wir inzwischen den Anti-Duft – fehlen noch die Blocker für alle anderen Rezeptoren in der menschlichen Nase.

Sie könnten die Helden des Alltags in der Welt von morgen werden. Für alle Würstchenverkäufer, die nach Feierabend den Pommesgeruch ablegen wollen. Für Hundebesitzer, die alles für ihre Lieblinge tun, sich aber vor Pansen ekeln oder den Geruch von nassem Fell verabscheuen. Und natürlich für Extremstinker, die seit Jahrzehnten erfolglos gegen den eigenen Körpergeruch ankämpfen. So ein Blocker gegen die übel riechenden Bestandteile in unserem Schweiß ist sicherlich der Traum eines jeden Deo-Designers und ein garantierter Verkaufserfolg. Dann dürfte jeder stinken, wie er will, niemand würde den Geruch mehr wahrnehmen können. Auch im Kampf gegen die Pfunde, die sich zu Weihnachten auf den Hüften sammeln, könnte ein Blocker, zum Beispiel gegen Marzipanduft, bereits im Vorfeld tolle Arbeit leisten, denn was nicht lecker riecht, das kann einen auch nicht zum Naschen verführen. Wie gut gelaunt ließe sich das neue Jahr ohne quälende Diätpläne begrüßen. Und den Korkgeschmack bei einem teuren Wein, der nicht gesundheits-schädlich, sondern einfach nur ärgerlich ist, könnte man ganz leicht ausblenden.

Doch leider hat das Ganze einige Nachteile, schließlich ist die Nase ebenso dazu da, uns vor üblen und gefährlichen Gerüchen zu warnen. Wenn jeder Fischverkäufer den Gestank seiner alten Fische einfach überduften könnte, wäre das nur für seinen Geldbeutel von Vorteil. Auch beim Fleisch, das heute ohnehin schon optisch »aufpoliert« wird, um Frische vorzutäuschen, wären die Verbraucher noch leichter hinters Licht zu führen, wenn Gammelfleisch nicht mehr an seinem ekligen Geruch erkannt werden kann. Verdorbenes Gemüse riecht faul, der Geruch der Wurst rät deutlich vom Verzehr ab, wenn wir vergessen haben, seit wann sie eigentlich im Kühlschrank liegt. Duftblocker könnten die Nase als Gefahrendetektor lahmlegen. Ihren Einsatz müsste man also genau abwägen – wenn man sie denn einmal alle gefunden hat.

Was hat die Nase
mit dem Schmecken zu tun?

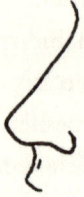

Halten Sie sich einmal die Nase zu und schließen Sie die Augen. Gelingt es Ihnen, eine rohe Kartoffelscheibe von einem Stück ungekochten Kohlrabi zu unterscheiden? Ein Stück Apfel von einem Stück Birne, wenn beide gleich hart sind? Wohl eher nicht. Man spürt die Konsistenz, nimmt einen süßlichen Geschmack wahr, kann ihn aber nicht bestimmen. Wer mit einem heftigen Schnupfen zu kämpfen hat, dem geht es genauso: Ohne Nase schmeckt alles gleich, nämlich fast nach nichts. Die Nase ist die Aromaspezialistin unseres Körpers. Wenn die Schleimhäute geschwollen sind und keine Duftstoffe mehr die Rezeptoren erreichen, ist das Geschmackserlebnis dahin. Wir können gerade mal sauer von süß und salzig unterscheiden, aber an den Feinheiten des Essens scheitern wir. Schade um den Kaviar, wenn wir nur noch das Salz schmecken.

Für diese Basisdaten des Geschmacks ist unsere Zunge zuständig. Dort sitzen die sogenannten Geschmacksknospen, ein Sinnessystem, das keinerlei kulinarische Finessen erspüren kann. Von »feinen Zungen« kann also keine Rede sein. Salzig, sauer, süß und bitter – das sind die vier Eckpfeiler, manche zählen noch umami hinzu, den herzhaften Suppenwürfelgeschmack, der sich weitgehend aus salzig und süß zusammensetzt. Für jede dieser fünf Geschmacksrichtungen sind Sinneszellen mit spezifischen Rezeptoren zuständig. Sie liegen in den Geschmacksknospen angeordnet wie die Blätter einer Blüte, daher der Name. Die ersten, nämlich die Süßrezeptoren, wurden Ende der neunziger Jahre von einem amerikanischen Biologen entschlüsselt. Er heißt ausgerechnet Charles Zuker und konnte Bau und Funktion von drei verschiedenen Süßrezeptoren erklären. Nur drei Sorten Rezeptoren für alle Süßigkeiten dieser Welt, dafür aber – wie sich später herausstellte – fünfundzwanzig unterschiedliche Bitterrezeptoren? Wahrscheinlich brauchten die Menschen in ihrer Entwicklungsgeschichte vielfältigen Schutz, um die bitteren Gifte verschiedenster Pflanzen zu meiden. Kalorienreicher Zucker war dagegen schon immer lebensnotwendig – egal, wie seine chemische Struktur aussah.

Wenn wir aber einen Koch loben und sagen »Das hat mir wunderbar geschmeckt!«, meinen wir eigentlich: Es hat gut gerochen. Wir wollen ihm schließlich nicht sagen, sein Salat sei bloß sauer oder die Suppe salzig gewesen, wir wollen die Sauce loben mit den vielen würzigen Kräutern oder sein Dessert mit den leckeren Schoko-Erdbeeren. Wenn wir davon einen Löffel in den Mund nehmen, nimmt die Zunge die Süße wahr, das Aroma der Erdbeeren aber wandert aus dem Mund durch eine Verbindungsröhre zu den Riechzellen in der Nase. Hintenherum sozusagen, weshalb der Vorgang »retronasales Riechen« heißt.

Zeitgleich mit der Geruchswahrnehmung kommen die Geschmackseindrücke von der Zunge im Gehirn an. Sie werden aber zuerst in die Gehirnabschnitte für Emotionen, für Schmerz oder für Mimik geleitet, weshalb man zum Beispiel beim Zitronelutschen unweigerlich das Gesicht verzieht. Erst in höheren Gehirnstrukturen treffen sie mit den Aromen aus der Nase zusammen, und es entsteht ein ganz besonderes, einzigartiges Dufterlebnis: der Geschmack.

Schmecken mit allen Sinnen

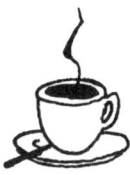

Soll ein Espresso gut riechen oder gut aussehen? Was für eine Frage: beides natürlich! Außerdem soll er sich durch eine wunderbare Crema gut anfühlen. Noch besser wäre, er würde sich gleichzeitig gut anhören, obwohl man das ja nicht unbedingt von ihm erwartet. Schließlich ist ein Espresso kein Kartoffelchip. Der muss nicht nur lecker riechen, attraktiv aussehen und super schmecken, sondern außerdem noch knusprig krachen, wenn man reinbeißt. Keine einfache Sache für einen Food-Designer, der bei der Kreation neuer Geschmackserlebnisse ein sehr geforderter Mann ist. Auch Schokolade wäre ohne ihn nicht dieselbe. Für sie reicht es nämlich nicht, verlockend auszusehen. Auch das Knacken beim Abbrechen einer einzelnen Schokorippe muss sich genau richtig anhören, damit dem Kunden das Wasser im Mund zusammenläuft. Augenweide und Ohrenschmaus zugleich! Und das ist noch längst nicht alles.

Ein Koch wird natürlich darauf achten, dass der Lachs nicht blass, sondern zartrosa aussieht und der Spinat kräftig grün. Die Geschmacksknospen der Zunge müssen mit einem ausgewogenen Verhältnis von Süße und Säure, Salzen und leichten Bitterstoffen bedient werden, die Nase erlebt die Aromen von Fisch, Spinat und Weinsauce im Zusammenklang, während der Mund sich über das bissfeste Gemüse und die samtige Sauce freut. Denn keinesfalls darf ein Gemüse zu weich oder eine Sauce klumpig sein. Optimal ist ein Geschmackserlebnis nur dann, wenn es sich auch gut anfühlt. Eine Cola muss prickeln, eine Wasabi-Creme schön scharf sein und die Mousse au Chocolat zum Nachtisch muss cremig auf der Zunge zergehen. Das sind Genüsse, die uns die Sensoren unseres Gesichtsnervs, des Nervus trigeminus, bescheren, sie alle gehören zum spektakulären Sinneserlebnis, das wir Geschmack nennen.

Das Schmecken ist also ein umfassendes Geschehen, das schon mit dem ersten Blick einsetzt und sich gleichzeitig im Mund, in der Nase und dann im Gehirn abspielt. Unser Gehirn führt all diese Sinnesreize zusammen und macht daraus ein Gesamtkunstwerk. Das lässt sich sogar im Kernspintomografen an den Aktivitätsmustern beobachten: Die verschiedenen sensorischen Kanäle von Auge, Ohr, Nase und Mund werden als gemeinsame Signale in höheren Gehirnregionen weiterverarbeitet.

In der Amygdala (Mandelkern), dem Zentrum für Gefühle, gibt es sogar einzelne Gehirnzellen, die mehrere Sinneseindrücke auf einmal wahrnehmen können: Geruch, Geschmack, Fettgehalt und Viskosität ebenso wie Temperatur, Farbe und Geräusche. Selbst der Schmerz wird hier registriert. Deshalb können schwarzer Pfeffer, Chili oder Ingwer die Aromen von Erdbeeren oder Schokolade verstärken. Und es ist keine Spinnerei, wenn ein Koch in eine Tomatensuppe eine Prise Zucker streut oder ein paar Tropfen Essig in die Soße gießt: Die Geschmacksstoffe intensivieren die Aromen, was auch dazu führt, dass wir schneller satt werden. Das haben amerikanische Wissenschaftler vor Kurzem entdeckt. Außerdem schmeckt die Tomatensuppe einfach tomatiger. Besser gesagt: Sie duftet tomatiger und schmeckt einfach köstlich.

Kein Wunder, dass alle Versuche scheiterten, der Menschheit eine Diät mit Essensdüften aus der Spraydose zu verschreiben. Kalorienfreie Sprays sollten satt machen, konnten aber in keiner Weise das Original ersetzen. Sie krachten nicht wie Kartoffelchips, zergingen nicht sahnigcremig wie eine Praline auf der Zunge und wirkten nie so gemütlich wie Popcorn. Denn auch das registriert das Gehirn: die schöne Umgebung, die gute Stimmung und die nette Gesellschaft. Sie alle tragen zum vollendeten Genuss bei, den das Gehirn als eine gigantische Symphonie aus Emotionen und Sinneseindrücken komponiert.

Parfums und ihr
Versprechen vom Glück

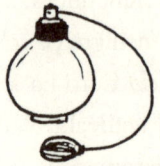

Wohlriechende Düfte verleihen dem Leben einen Hauch von flüchtigem Luxus. Sinnlich, verführerisch, extravagant. Das war schon in Ägypten und Arabien so, bei Christen und Moslems, für Caterina de' Medici und Madame de Pompadour – wer es sich leisten konnte, sein Geld einfach so in der Luft zu versprühen, lebte offenbar sorgenfrei und war zweifellos glücklich.

Parfums sind teuer, auch heute noch. Und Zeitgeist und Mode haben ein Wörtchen mitzureden, wenn wir uns fragen: Welcher Duft unter all den Seifen, Shampoos, Cremes und Duftwassern ist der richtige, um mich glücklich zu machen?

Kleopatra hatte es da einfacher. Sie konnte sich ganz auf Rosen verlassen, als sie ihren Geliebten Marc Anton empfing. Ihr Schlafgemach soll für die erste Liebesnacht kniehoch mit duftenden Rosenblüten bedeckt gewesen sein. Der Mann war beeindruckt und verließ Haus, Hof und sogar Gattin aus lauter Leidenschaft für die extravagante, wohlriechende Herrscherin. Einen ähnlich überzeugenden

Effekt versprach sich wohl Gunter Sachs, als er 1966 zur Verlobung mit Brigitte Bardot aus einem Helikopter rote Rosen auf ihr Haus in Saint Tropez herabregnen ließ: Sieh her, meine Liebe ist überwältigend.

Rosen sind Liebesboten, und Rosenöl gehört noch immer zu den wertvollsten Ingredienzien eines Parfums. Ein Liter kann leicht 10 000 Euro kosten. Schon früh kamen Jasmin und Veilchen, Flieder, Lavendel und Maiglöckchen dazu, außerdem Gewürzpflanzen wie Vanille, Nelke oder Zimt. Für die herben Noten verwendet man gern Hölzer, Harze und Tierdüfte. Ungefähr hundertfünfzig Düfte gab es vor hundert Jahren, heute ist die Zahl auf viertausend natürliche und synthetische Duftstoffe angewachsen. Der Zeitgeist bestimmt ihre Mischung. Während die sechziger Jahre nach Janis Joplin klangen und nach Patschuli rochen, ließen die Hippies in den Siebzigern wollüstige Moschusdüfte von San Francisco aus in die alte Welt hinüberwehen. Schwere Noten waren beliebt, außer bei der wachsamen US-Drogenbehörde. Als Yves Saint Laurent 1977 seinen Duft Opium auf den Markt brachte, eine orientalisch-würzige Mischung aus Piment, Orange und Moschus, durfte das Parfum zunächst in den USA nicht verkauft werden, weil die Fahnder gefährliche Bestandteile witterten.

Auch das 1978 von Karl Lagerfeld herausgebrachte Classic, eine »würzig warme Komposition mit einer Idee Tabak«, und Poison, ein »Parfum von unwiderstehlicher Verführung«, 1985 von Dior komponiert, waren schwere, sinnliche Duftnoten. Ihre Beliebtheit ließ deutlich nach, als eine veränderte, gesellschaftliche Situation neue Verhaltensregeln erforderte. Das AIDS-Virus bedrohte die Menschen, weshalb es angeraten schien, monogam zu leben oder sich zumindest so zu geben. Das Parfum sollte nur noch für den eigenen Partner da sein. Lifestyle-Parfums kamen leicht, prickelnd und dezent daher, wie Calvin Kleins ck one, »the fragrance for men and women«, – der Unisex-Duft, der zu einem der meistverkauften Parfums des ausgehenden 20. Jahrhunderts wurde. Langfristig konnte sich dieser Trend allerdings nicht durchsetzen, offenbar wollten sich Männer nicht mit süßen Blütendüften identifizieren und Frauen nicht mit herben Tabaknoten.

Mit viel Fachwissen, Sensibilität und Intuition entwickeln die Supernasen der Parfumhäuser immer wieder neue, überraschende Düfte. Die einzelnen Nuancen entfalten dabei ihre verführerische Wirkung zeitlich genau aufeinander abgestimmt. Die schnell flüchtige Kopfnote soll neugierig machen und wird heutzutage immer wichtiger, weil viele Kunden die Parfums kurz vor dem Abflug in Duty-free-Shops einkaufen und die anderen Nuancen gar nicht abwarten können. Die Herznote zum Beispiel, den charakteristischen Duft des Parfums, der sich meist aus Blütenaromen zusammensetzt. Und die Basisnote, das Fundament des Parfums, die am längsten haftet und oft aus holzigen und animalischen Düften besteht. Welche Komposition der Noten Sie auch wählen: Glücklich machen können sie alle.

Hauptsache, Vanille!

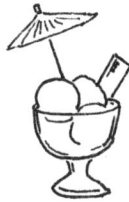

Alle Deutschen lieben Vanille. Egal, ob sie als Wunderbaum im Auto baumelt, als Shampoo die Haare oder als Waschpulver die T-Shirts beduftet. Sehr lecker ist Vanille als Eis. Mit heißen Himbeeren, Zuckerstreuseln oder Schokostückchen: Vanilleeis ist der unschlagbare Sommerhit. Denn was wir gern riechen, essen wir auch gern. Dass das Eis gar keine »echte« Vanille, sondern nur Vanillin enthält, stört dabei die Wenigsten. Der Duft der Vanilleschote setzt sich eigentlich aus über hundert verschiedenen Duftmolekülen zusammen, hauptsächlich natürlich Vanillin, während das industrielle Imitat sich ganz auf diese Substanz beschränkt. Aber wer weiß heute schon noch, wie das Original schmeckt? Gerade mal zehn Prozent aller Produkte auf dem Weltmarkt enthalten das natürliche Aroma. Es wird aus den Früchten einer Kletterorchidee gewonnen und ist sehr teuer. Nie würde es reichen für all die Soßen und Cremes, Puddings, Joghurts und Tees, die es bei uns zu kaufen gibt. Zumal Vanillegeschmack Bitteres maskieren und Schärfe reduzieren kann und deshalb auch in vielen anderen Lebensmitteln steckt, ohne dass wir es überhaupt bemerken. Die Hälfte der gesamten Vanilleproduktion der Welt landet übrigens in den USA. Amerikaner sind verrückt nach Marshmallows und Roibush-Tee – mit Vanillegeschmack.

Vanille begleitet uns seit Kindertagen, denn schon die Muttermilch duftet von Natur aus leicht nach Vanille. Babybrei wird damit verfeinert und die Babylotion duftet danach, weil alle Mütter den Duft so gern haben. Eine lebenslange Erinnerung an Geborgenheit und Glück wird einem da in die Wiege gelegt, die einen niemals verlässt. Mancher setzt ganz nebenbei womöglich auf die aphrodisierende Wirkung, die dem Stoff nachgesagt wird. »Männer lieben Vanille«, sagt Chandler Burr, einer der bekanntesten Parfumkritiker der Welt, »deshalb riechen alle Huren der Welt so.«

Die Ausnahme sind Männer, deren Großmutter Bäuerin oder deren Vater Fischhändler war, möchte man anfügen. Die ziehen nämlich den Geruch von Kuhstall und frischem Fisch vor, weil diese Düfte aus frühester Kindheit ihr Langzeitgedächtnis für immer geprägt haben. Vorausgesetzt, es handelte sich um eine gütige Großmutter und einen liebevollen Vater, anderenfalls resultieren die Erinnerungen in lebenslangen Duftaversionen. Während sich manche Geruchsvorlieben also ganz individuell prägen, sind andere bestimmt durch die Kultur des Heimatlandes. Japaner mögen süßliche Düfte und finden Fischgeruch gar nicht so übel. Amerikaner lieben Popcorn und

Zimt, Fischgeruch empfinden sie eher als Gestank. Universell beliebt sind viele Naturdüfte, weil sie mit positiven Eindrücken verbunden werden. So zählt Orangenduft nach wissenschaftlichen Studien zu den weltweit beliebtesten Düften. Auch der Geruch des Waldes und eine frische Meeresbrise können viele Menschen begeistern. Als »Duft eines nordischen Morgens am See« pries Coco Chanel einst ihr Chanel N° 5, und Aqua di Parma, ewige Kultmarke für Herren, setzt auf natürliche Zitrusaromen, angereichert mit zarten Blumendüften.

Heutzutage duftet der »Morgen am See« einen Hauch anders als damals, weil alle Parfums behutsam dem Zeitgeist angepasst werden. Die Mode komponiert immer neue Duftmischungen, um Emotionen zu wecken, die Phantasie zu beflügeln und die Menschheit attraktiv füreinander zu machen. Ob das so klappt, hängt aber eben von kulturellen Erfahrungen und kindlichen Prägungen ab. Für westliche Kulturnasen gilt jedoch eindeutig: Wir haben viele Lieblingsdüfte. Hauptsache, sie riechen nach Vanille.

Apfelkuchen riecht nach heiler Welt

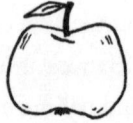

Es gibt Düfte, die versetzen uns aus heiterem Himmel in eine bessere Welt. Der Duft nach frisch gebackenem Apfelkuchen gehört für die meisten von uns dazu. Plötzlich ist man wieder fünf Jahre alt, besucht die Großmutter und weiß: Sie hat ihren unvergleichlichen Kuchen gebacken. Den darf man natürlich sofort probieren, denn Großmütter erlauben sowieso immer alles. Der Geruch von Apfelkuchen vermittelt das wohlige Gefühl, gut aufgehoben zu sein. Das hilft auch bei vielen Geschäften. Wie sagte eine Immobilienmaklerin: »Egal, ob du ein Haus verkaufen oder vermieten willst: Back einen Apfelkuchen vor der Besichtigung.« Dann fühlen sich schon bei der Besichtigung alle wohl, finden das Haus gemütlich und wollen sofort einziehen. Damit ist die Entscheidung gefallen, bevor der Verstand überhaupt nur die Chance hat zu protestieren.

Düfte sind wie Schlüssel, die uns ganz plötzlich eine Tür zur Vergangenheit öffnen. Sie überraschen uns mit Erinnerungen, die wir längst vergessen glaubten. Frisch gemähtes Gras riecht nach vergangenen Sommertagen, wo man barfuß und im Badeanzug umherlief, ein Hefeteig lässt Kindertage voller Geborgenheit und Sehnsucht nach der Mutter auferstehen. Die roch übrigens gern nach Lavendel, während der Vater Tabac original benutzte. »Wenn ich das rieche, denke ich immer voller Sehnsucht an meinen Vater«, erzählt ein Duftfan im Internet. »Manchmal öffne ich die letzte Flasche und nehme noch eine Nase voll – nur um das Gefühl zu haben: Er steht wieder neben mir.« Das kann ein anderer gut verstehen, er fragt sich nur: »Gibt es eigentlich Väter, die nicht Tabac benutzt haben?«

Dufterinnerungen steigen auf, unwillkürlich, unaufhaltsam und ohne dass man sie durch den Filter der Vernunft schicken könnte. Der Verstand spielt keine Rolle, denn die Duftinformationen, die die Nase aufnimmt, werden direkt in jene alten Teile des Gehirns geleitet, die das Reich des Unbewussten ausmachen und für Instinkte, Emotionen und Erinnerungen zuständig sind: das Limbische System (mit Amygdala und Hypothalamus) und den Hippocampus.

Das Denken, Abwägen und kühle Beurteilen findet woanders statt. Limbisches System und Hippocampus kümmern sich einzig um unsere Gefühle und unsere Bedürfnisse: Macht mich der Geruch an? Bekomme ich Angst? Oder werde ich hungrig, weil es nach frischen Brötchen riecht? Da beiße ich gern sofort hinein. Wenn Brandgeruch in die Nase steigt, überlege ich nicht lange, wie die Nummer der Feuerwehr lautet, sondern flüchte lieber sofort. Gerüche sollen warnen und unser Leben retten, genauso wie sie uns verlässlich zum Sex verführen und damit unsere Fortpflanzung sichern.

Erinnerungen an Düfte, denen wir im Lauf des Lebens begegnen, kehren aus unserem Unterbewusstsein immer wieder zu uns zurück. Aber sie lassen sich durch Verstand und Willenskraft nur selten wiederbeleben. Es nützt deshalb wenig, sich bewusst an einen Duft erinnern zu wollen. »Unser Gedächtnis kann fast alles wiedererstehen lassen, nur Gerüche nicht«, schreibt der Dichter Vladimir Nabokov, »obwohl die Vergangenheit durch nichts so vollkommen wiederauflebt wie durch einen Geruch, der einst mit ihr verbunden war.«

Dabei sind längst nicht alle Erinnerungen schön. Ein Steckrübeneintopf riecht für viele ältere Menschen nach Verzicht und manch einer verbindet den Duft von Lilien nicht mit Schönheit, sondern mit der tiefen Trauer in der Aussegnungshalle. Ein Kriegsveteran, der in Vietnam Leichen verbrennen musste, konnte später nie mehr tanken gehen, ohne dass ihm übel wurde und er zu zittern begann: Mit Benzin hatte er während des Krieges die toten Körper übergießen müssen. Der direkte Draht zum Limbischen System und zum Hippocampus funktioniert auch hier. Noch nach langen Jahren können Düfte die Erlebnisse von einst auferstehen lassen und Ängste, Schweißausbrüche und Herzklopfen verursachen.

Dass dieses schlaue System funktioniert, ohne den klugen Verstand einzuschalten, hat Wissenschaftler in der Vergangenheit zu der Meinung beflügelt, der Geruchssinn zähle zu den sogenannten niederen Sinnen. Philosophen wie Immanuel Kant fanden gar, er sei der »unnötigste aller Sinne«. Ganz im Gegensatz zum Sehen und Hören, die beide den Intellekt und das Bewusstsein ansprechen. Dichter und Literaten waren da stets ganz anderer Meinung. Allen voran der Großvater der Dufterinnerungen Marcel Proust, dem der Geschmack seines legendären Madeleine-Kekses reichte, um das ganze Glücksgefühl der Kindheit wieder zu erleben. Er wusste noch nicht, dass man seine Erinnerung einst »Proust-Effekt« nennen würde, aber er war sich damals schon sicher: »Das unbewusste Gedächtnis ist das einzig wirkliche.«

Vom Glück
des Schmeckens

Verrückt nach Schokolade

Schokolade ist die liebste Nascherei der Deutschen. Im Durchschnitt verspeist jeder von uns satte neunzig Tafeln pro Jahr. Furchtbar ungesund, aber lecker. Ihr Geschmack beruht auf einer wilden Mischung von Duft- und Geschmacksstoffen, wie Wissenschaftler der Deutschen Forschungsanstalt für Lebensmittelchemie jüngst analysiert haben. Sie fanden Aromen von Kartoffelchips, Pfirsichen, Schweiß, Gurken und anderen völlig unschokoladigen Dingen, die offenbar erst zusammen den typischen Schokogeschmack ausmachen – insgesamt 600 Einzelkomponenten! Außerdem enthält Schokolade reichlich Fett, das für ein gutes Bauchgefühl sorgt, und viele glücklich machende Inhaltsstoffe, vor allem Zucker.

Besonders zwei Stoffe machen aus Schokolade eine so einzigartige Glücksdroge: das Phenylethylamin (PEA), ein Stoff, der sich auch im Blut von Verliebten findet, und Anandamid, das im Gehirn am selben Rezeptor andockt wie das Tetrahydrocannabinol (THC) aus der Haschischpflanze. Weitere Zutaten sind das Gute-Laune-Mittel Theobromin, das dem Koffein ähnelt und hoch dosiert in

Antidepressiva verwendet wird, und Spuren der Aminosäure Tryptophan, Vorstufe des Glückshormons Serotonin, das Stress und Angst reduziert und für Ruhe und Harmonie sorgt. Insulin, das nach dem Essen der Schokolade freigesetzt wird, wiederum beschleunigt die Aufnahme von Tryptophan ins Gehirn, so unterstützen die chemischen Vorgänge sich gegenseitig.

Schokolade aktiviert das Belohnungszentrum in unserem Gehirn und damit ein ganzes Netzwerk aus verschiedenen Gehirnarealen, die uns alle signalisieren: Es brechen Zeiten großen Glücks und absoluter Zufriedenheit an. Daran sind Hormone wie die opiumähnlichen Endorphine und das Oxytocin beteiligt, die vom Körper freigesetzt werden, sobald er Schokolade bekommt. Die Wirkung von Oxytocin ist so stark, dass es sogar den Schmerz während der Geburtswehen mildern kann. Später schafft es eine große Verbundenheit zwischen Mutter und Kind. Auch wenn Verliebte sich zärtlich küssen und berühren, wird das Kuschelhormon Oxytocin freigesetzt und sorgt für das bekannte Kribbeln im Bauch. Seit Neuestem gibt es Oxytocin als Nasenspray – zum kalorienfreien Glücklichsein.

Manchmal wird Schokolade mit Scharfmachern wie Pfeffer oder Chili kombiniert – ein doppelter Genuss, denn auch sie können glücklich machen. Dafür verantwortlich ist der Wirkstoff Capsaicin, der ein Gefühl extremer Hitze hervorruft. Um diese Hitze zu bekämpfen, bricht dem Chili-Freund der Schweiß aus, gleichzeitig wird Endorphin ausgeschüttet, das die Schmerzen einer Verbrennung lindern soll. So sitzt er da mit hochrotem Kopf im vollkommenen Glücksrausch. Denn je höllischer die Hitze, desto größer der Endorphin-Kick, wenn der Schmerz nachlässt.

Wie immer bei rauschhaften Zuständen scheint dabei unsere kritische Sicht auf die Welt erheblich zu leiden. Jedenfalls was Schokolade und Süßigkeiten angeht, sagt Peter Kenning, Marketingforscher von der Friedrichshafener Zeppelin-Universität. Er gab Kunden eines Supermarktes vor dem Einkauf gesüßte Getränke oder Wasser zu trinken und stellte fest: Egal ob Wurst, Klopapier oder Shampoo – die Zucker-Probanden akzeptierten fast doppelt so hohe Preise bei den Produkten wie die Wassertrinker. Eine Möglichkeit, mit Süßigkeiten auch die Betreiber von Supermärkten glücklich zu machen, wäre es also, jedem Kunden am Eingang einen Schokoriegel zu schenken. Die Deutsche Bahn kennt offenbar bereits die Untersuchungsergebnisse des Forschers: Seit Neuestem verteilt sie Schokolade an die Reisenden, wenn mal wieder Ärger wegen Verspätung oder ausgefallener Klimaanlagen droht.

Je jünger, desto milchschnittiger

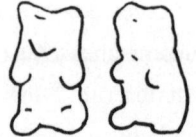

Alle Menschen werden mit einer Vorliebe für Süßes geboren. Sie liegt uns in den Genen. Süß ist der erste Geschmack, der uns begegnet. Schon das Fruchtwasser, von dem jeder Fötus täglich ein paar Schlucke trinkt, schmeckt ein bisschen süßlich. Erst recht die Muttermilch. So gewöhnen sich Babys daran, dass süße Sachen köstlich sind und womöglich noch warm, weich und kuschelig. Die Welt ist im besten Fall ein süßes Paradies voller Wohlbehagen und Zufriedenheit.

Der Hang zu Süßem ist biologisch durchaus sinnvoll. Babys und Kleinkinder brauchen besonders viel Energie zum Wachsen, und Zucker ist ein schneller Energielieferant. Dass man mit einfachem Zucker schnell wieder Hunger bekommt, stört sie gar nicht. Das ist eher Thema der Erwachsenen, die später Müsli viel gesünder finden, weil der Körper damit länger mit Energie versorgt wird.

Mit süßen Dingen, das wissen Kinder instinktiv, kann man außerdem nicht viel falsch machen, denn Süßes ist selten giftig. Im Gegensatz zu bitteren Speisen, gegen die kleine Kinder einen angeborenen Schutzmechanismus haben. Die Evolution hat uns gelehrt: Beeren, Pilze und andere Pflanzen, die bitter schmecken, sind oft giftig und lebensbedrohend. Also sollte man besser Abstand halten zu Rosenkohl und Chicorée. Das meinen jedenfalls Babys und kleine Kinder. Sie entscheiden sich lieber für den süß schmeckenden Karottenbrei und sind oft nur schwer davon zu überzeugen, mal etwas anderes zu probieren.

»Aber muss es denn gleich so viel Süßes sein?«, stöhnt da mancher Erziehungsberechtigte und zweifelt schon an der eigenen Kompetenz. Kinderschokolade, Fruchtzwerge und obendrein noch ein Berg Smarties? Doch Kindern kann es nie süß genug sein, weil sie den Süßgeschmack erst in sehr viel höheren Konzentrationen wahrnehmen als Erwachsene. Und damit wir den Kindern das Naschen guten Gewissens durchgehen lassen, füttert uns die Lebensmittelindustrie mit süßen Werbelügen. »Schmeckt leicht. Belastet nicht. Ideal für zwischendurch«, lautet der Werbespruch für Milch-Schnitte. Das sei die dreisteste Werbelüge des Jahres, fanden die Verbraucher in einer Umfrage von Foodwatch, weil über den Fett- und Zuckergehalt von sechzig Prozent hinweggetäuscht würde. Sie verpassten dem Hersteller Ferrero den Goldenen Windbeutel des Jahres 2011.

Denn eines beunruhigt Eltern und kritische Kunden zu Recht: Zucker macht süchtig. Das erleben viele Verbraucher an sich und ihren Kindern. Wissenschaftliche Experimente mit Ratten haben gezeigt, dass die Tiere schwere

Entzugserscheinungen wie Zähneklappern und Zittern bekommen, wenn ihnen die tägliche Zuckerdosis gestrichen wird. Mediziner schätzen, dass inzwischen rund 40 Prozent der Menschen unter Süßhunger leiden. Die meisten wissen nichts davon, weil sie täglich mit großen Zuckermengen versorgt werden. In Deutschland werden nur 17 Prozent des produzierten Zuckers als Haushaltszucker verbraucht. Mehr als 80 Prozent stecken in Nahrungsmitteln wie Ketchup, Fertigmüslis oder Fruchtjoghurts – allesamt beliebt bei Kindern. Dass einige von ihnen so angepriesen werden, als seien sie gesund, macht das Zuckerversteckspiel noch interessanter. Weniger für den Verbraucher als für den Hersteller von Fertigprodukten. Tatsächlich ist Zucker in vielerlei Hinsicht ungesund. Er lässt uns sogar schneller altern, denn er schädigt die Kollagenfasern in der Haut. Deshalb empfehlen Dermatologen: »Vergessen Sie Anti-Falten-Cremes – reduzieren Sie einfach den Zucker.«

Je älter Kinder werden, desto weniger konzentriert muss die Süße sein. Das haben Forscher mit Testessern verschiedenen Alters untersucht. Ein achtjähriges Kind braucht im Vergleich zu einem dreijährigen Kind nur noch die Hälfte an Zucker, um »süß« wahrzunehmen. Trotzdem sollte man nicht verzweifeln, wenn zur neunten Geburtstagsfeier immer noch Kalter Hund gewünscht wird, jene unsägliche Mischung aus Butterkeksen und kaltem Schokofett, die wie ein Stein im Magen liegt. Kinder mögen das, und wenn man Ernährungswissenschaftlern glaubt, folgen sie damit ihrer Körperintelligenz. Verbote und Restriktionen führen eher dazu, dass Schokolade und andere Süßigkeiten noch interessanter werden. Wichtiger für Kinder ist es, ein Bauchgefühl zu entwickeln, das ihnen sagt, was und wie viel sie essen sollen. Nur wer in der Kindheit lernt, wie sich Hunger anfühlt, kann sich später davor retten, aus Routine, Langeweile, Stress oder Kummer zu essen. Insofern erfüllt der Kalte Hund eine großartige Aufgabe: Er lehrt Kinder und Erwachsene, die es noch nicht wissen, dass manchmal auch ein halbes Stück schon zu viel sein kann.

Ein Lolli versüßt den Schmerz

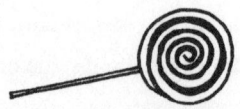

Früher, als Schokolade und Lollis noch Spaß machten und nicht nur am Karies-Faktor gemessen wurden, bekamen Kinder nach dem Arztbesuch etwas Süßes für ihre Tapferkeit. Das trocknete so manche Träne, die, wie wir heute wissen, ganz umsonst geflossen ist: Mama hätte nur die Belohnung vorziehen müssen, dann hätten weder das Bohren beim Zahnarzt noch der Piks beim Impfen so wehgetan.

In einer großen Studie mit über tausend Kindern zeigte eine kanadische Forschergruppe, dass Kleinkinder tatsächlich seltener und viel kürzer weinten, wenn sie vor Impfungen ein süßes Trostpflaster bekamen. Da reichte schon ein Löffel mit stark zuckerhaltiger Wasserlösung. Je jünger die Kinder waren, desto stärker war der Effekt. Eine dreißigprozentige Zuckerlösung reduzierte das Weinen bereits um die Hälfte. Ähnliches gilt für Erwachsene, wenn auch nicht so ausgeprägt. Bei ihnen hatten Wissenschaftler Schmerzen durch eiskaltes Wasser hervorgerufen: Die Probanden sollten ihre Hand so lange wie möglich ins Wasser halten. Hatten sie vorher eine Zuckerlösung getrunken, blieb die Hand signifikant länger unter Wasser als mit einem Schluck Wasser oder gar mit einer bitteren Lösung. Die Schmerztoleranz wuchs um etwa 20 Prozent nach dem Genuss von Süßem.

All das sind erstaunliche Befunde, die sich nur durch das großartige Zusammenspiel der Sinne auf höherer Ebene, nämlich im Gehirn, erklären lassen. Denn Schmerz wird gar nicht dort empfunden, wo man sich stößt, schneidet oder sticht. Der Finger sendet bei Verletzungen elektrische Signale über die Nervenbahnen blitzschnell an das Gehirn weiter, und erst dort werden sie an unterschiedlichen Stellen, die zusammen wie ein Netzwerk funktionieren, registriert und als Schmerz wahrgenommen. Das Schmerzempfinden wurde von der Evolution zum Schutz des Menschen entwickelt, weil wir durch den Schmerz gewarnt und auf Wunden, Verletzungen und Krankheiten aufmerksam gemacht werden. Ohne dieses Empfinden hätten wir eine viel kürzere Lebenserwartung, weil wir unserem Körper ständig unbemerkt Schaden zufügen würden. Ein Schmerzreiz kann als unangenehm oder als angenehm empfunden werden, wobei man nicht in jedem Fall an sadomasochistische Techniken denken muss. Über das Empfinden entscheidet das Limbische System. Zusätzlich werden Endorphine freigesetzt, die den Menschen vor allzu starkem Schmerz schützen, zum Beispiel nach einem Unfall. Viele Unfallopfer berichten, zunächst überhaupt keinen Schmerz empfunden zu haben. Die Endorphine besetzen nämlich die Rezeptoren im Schmerzzentrum und blockieren sie damit für jeden Schmerz. Süße Stoffe wie Zucker, die uns von Geburt an glücklich machen, regen ebenfalls die Produktion von Endorphinen an. Und das ist der Grund, warum man Schmerz versüßen kann. Das funktioniert übrigens auch mit Düften, mit denen man im Laufe des Lebens positive Erfahrungen verbunden hat. Wenn man einen solchen Duft riecht, kann man einen Schmerz viel besser ertragen. Fakiren gelingt es damit sogar, auf einem Nagelbrett zu sitzen.

Süßstoffe –
Alternative mit Beigeschmack

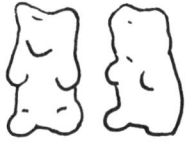

Pralinen, Sahnetorten und Eisbecher haben eins gemeinsam: Sie sind voll Zucker und sorgen für Fettpölsterchen, von denen wir uns nur schwer wieder trennen können. Dafür helfen sie bei Liebeskummer und sonstigem Seelenleid. Natürlich gibt es kalorienfreie Alternativen, manche sind hundert- und sogar tausendmal süßer als Zucker. Aber leider schmecken sie nie genau wie Zucker, sondern haben immer einen komischen Beigeschmack.

Die meisten Süßstoffe wurden übrigens per Zufall entdeckt. Wie Aspartam, eigentlich ein Mittel gegen Magengeschwüre, heute einer der meist verkauften Süßstoffe, dessen Süßgeschmack der Wissenschaftler James Schlatter 1965 nur entdeckte, weil er sich zufällig die Finger ableckte, was man ja eigentlich im Labor unterlassen sollte. Manche Forscher legten früher sogar ihre Zigaretten neben ihre Petrischalen. Dass der nächste Zug dann süß schmeckte, überraschte einen Chemiestudenten im Jahre 1937, auf diese Weise wurde das Zyklamat entdeckt.

Manche Süßstoffe haben einen äußerst schlechten Ruf. Man sagt ihnen nach, dass sie Verdauungsbeschwerden, Migräne oder in einigen Fällen sogar Krebs auslösen. Manchmal haben sie, wie Saccharin, einen bitteren, metallischen Nachgeschmack. Kein Ersatz also für unseren Seelentröster Zucker. Außerdem lösen sie das Problem des Übergewichts nicht wirklich. Im Gegenteil. Süßstoffe bereiten unseren Körper auf Kalorien vor, die er nicht bekommt, was das Hungergefühl noch verstärken kann. Das verwirrt den Körper derart, dass er Mahlzeiten und Getränke weniger effektiv verarbeitet und immer mehr davon verlangt, wie Studien an Tieren gezeigt haben. Deshalb macht die Cola light nicht unbedingt schlanker als ihre kalorienreiche Schwester.

Wer die im Labor entstandenen Süßstoffe scheut, kann inzwischen mit natürlichen Stoffen süßen. Die Blätter des Süßkrauts Stevia rebaudiana enthalten Verbindungen, die hundertmal süßer sind als weißer Zucker, aber fast keine Kalorien enthalten. Stevia ist auch für Diabetiker geeignet und schadet den Zähnen nicht. In Südamerika werden die Blätter seit Jahrhunderten zum Süßen verwendet, in der EU waren Stevia-Extrakte wegen gesundheitlicher Bedenken lange nicht zugelassen und nur über das Internet erhältlich. Seit Dezember 2011 kann man sie nun auch bei uns kaufen. Bisher klagten Nutzer über einen leicht bitteren Nachgeschmack und hatten Probleme, Stevia als Pulver oder als Flüssigkeit richtig zu dosieren. Nach der offiziellen Zulassung ist nun damit zu rechnen, dass sich die Qualität des Süßstoffs verbessert und Stevia-Produkte auf den Markt kommen, die Zucker eins zu eins ersetzen und dem Kunden damit kompliziertes Umrechnen der Zuckerangaben in entsprechende Stevia-Mengen ersparen. Vor allem die Getränkeindustrie freut sich auf das neue Produkt, fürs Backen ist es allerdings nicht ideal, weil Stevia kein Volumen hat wie Zucker und den Teig nicht zusammenhält.

Stevia ist temperaturstabil und eignet sich deshalb auch zum Kochen – im Gegensatz zum Thaumatin, einem Protein aus der Pflanze Thaumatococcus danielli. Dieser Stoff schmeckt nicht nur zwei- bis dreitausendmal süßer als Zucker, sondern kann gleichzeitig Bittergeschmack maskieren. Es wird in vielen Produkten wie Kaugummi, Speiseeis oder anderen Süßwaren eingesetzt. Als Eiweiß ist Thaumatin allerdings teuer, so dass man inzwischen auf seine gentechnische Herstellung mit Mikroorganismen wie Bakterien und Hefen setzt.

Die gute Nachricht zum Schluss kommt von der tropischen Rankpflanze Gymnema sylvestre. Ihre Blätter werden in der Ayurveda-Heilkunde seit mehr als zweitausend Jahren zur Behandlung von »Zuckersucht« verwendet. Nach dem Kauen schmeckt man nämlich plötzlich nichts Süßes mehr. Ein Löffel Zucker fühlt sich an wie Sand. Außerdem reduziert sich der Blutzuckerspiegel. Ein wahres Naturwunder, das allen Zuckersüchtigen beim Abnehmen helfen kann.

Mood-Food tut gut

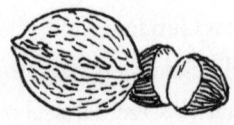

Mood-Food – so heißen bei Trendessern alle Lebensmittel, die glücklich machen, schlechte Laune vertreiben und Kummer aller Art besänftigen. Solche Lebensmittel begeistern das Gehirn mit leicht verdaulichem Zucker in Form von Süßigkeiten, leckeren Aminosäuren aus dem Käse oder allerhand einschlägigen Botenstoffen, Hormonen und Vitaminen. Da das Gehirn 20 bis 30 Prozent unserer Energie verbraucht, ist es dankbar für jeden Nachschub. Deshalb ist Vorsicht geboten: Die gute Laune könnte schnell verfliegen, wenn man auf die Waage steigt, denn das meiste Mood-Food enthält viele Kalorien.

Ein wichtiger Glücksbote ist das Serotonin. Der Körper bildet es aus einem Eiweißbaustein, nämlich der Aminosäure Tryptophan, die er über das Essen erhält, außerdem braucht er Magnesium und die Vitamine B3 und B6. Tryptophan ist das Geheimnis aller glücklichen Esser. Es kommt vor allem in bestimmten Käsesorten (Parmesan, Emmentaler, Edamer, Camembert), aber auch in Nüssen (Cashewkerne, Erdnüsse, Haselnüsse) sowie in Gemüse und Hülsenfrüchten (Bohnen, Sojabohnen, Erbsen), in

Eiern, Quark, Avocados und in Fleisch und Fisch (Makrele, Kabeljau, Huhn, Pute, Rind) vor. Fehlt es an Tryptophan, kann sich der niedrige Serotoninspiegel auch auf die Selbstwahrnehmung auswirken, das haben erst kürzlich Forscher herausgefunden: Versuchspersonen, die eine tryptophanarme Diät bekamen, neigten dazu, ihre eigenen Interessen zu vernachlässigen. Käsebrot-Esser hingegen bestachen während des Tests durch Selbstbewusstsein und Entschlossenheit.

Vor allem Nüsse sind kleine Glückspäckchen. Sie enthalten nicht nur Tryptophan, sondern gleichzeitig noch Vitamine. Walnüsse zum Beispiel die Vitamine B und E. Die B-Vitamine fördern die gute Laune und mindern Reizbarkeit und Schmerzen, Vitamin E gilt als Radikalefänger und schützt die Gefäße. Insgesamt sind Vitamine wichtig, um schlechte Stimmungen und Depressionen zu vermeiden. Der hohe Fettgehalt von Nüssen sollte einen deshalb nicht davon abhalten, täglich ein paar Haselnüsse, Mandeln oder Walnüsse zu naschen. Denn Fett ist nicht gleich Fett. Nüsse enthalten viele ungesättigte Fettsäuren, die der Mensch nicht selbst bilden kann, sondern aus der Nahrung zu sich nehmen muss. Besonders wichtig sind die Omega-3-Fettsäuren, die in manchen Ölen (Sonnenblumenöl, Kürbiskernöl) und in fettem Fisch vorkommen (Hering, Makrele, Lachs). Diese Fettsäuren sind besonders wirksam gegen Depressionen. Ein niedriger Spiegel von Omega-3-Fettsäuren führt zu einem Serotoninmangel, der wiederum depressive Störungen hervorrufen kann. Bekommen manisch-depressive Patienten dagegen Omega-3-Fettsäuren, kann sich ihre Stimmung aufhellen, wie Versuche an der Universität Harvard belegen. Die Patienten erhielten Kapseln mit Fischöl oder mit Olivenöl, aber nur die Fischölkapseln hatten diese Wirkung. Andere Untersuchungen haben gezeigt, dass Depressionen in asiatischen Ländern mit hohem Fischkonsum viel seltener auftreten.

Doch obwohl der Körper zwischen verschiedenen Fettsorten unterscheidet, freut er sich generell über diese lebenswichtigen Stoffe, die in der Natur nur selten vorkommen. In der kalten, dunklen Jahreszeit können Fette den Körper besonders gut schützen, deshalb essen wir im Winter gern deftige Mahlzeiten. Fetthaltige Nahrung macht glücklich und zufrieden, das fanden jetzt belgische Ärzte in einer Studie heraus. Sie kann sogar süchtig machen, ergänzen amerikanische Wissenschaftler, die sich mit dem übermäßigen Konsum von Fastfood in ihrem Lande beschäftigten. Ihrer Meinung nach ist nicht mangelnde Selbstdisziplin daran schuld, sondern es sind die cannabisähnlichen Endocannabinoide, die unser Darm produziert, sobald wir fettes Essen zu uns nehmen. Die Forscher vermuten, dass durch die körpereigene Droge immer mehr Fetthunger ausgelöst wird. Wenn es also gelänge, deren Andockstellen im Darm durch Medikamente zu blockieren, wäre vermutlich die zwanghafte Lust auf immer mehr Burger und Pommes Frites zu stoppen.

Sind wir alle Salz-Junkies?

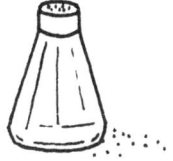

Jeder Deutsche nimmt am Tag etwa sechs bis acht Gramm Salz zu sich, wobei eigentlich zwei Gramm ausreichen würden. Ähnlich wie Wasser ist Salz für den Menschen lebensnotwendig. 200 bis 300 Gramm gelöstes Kochsalz, also Natriumchlorid, sind im Blut und in den Gewebeflüssigkeiten des Körpers unbedingt erforderlich, um unsere Nervenzellen zu erregen. Jede Sinnes-, aber auch jede Hirnzelle braucht Natrium als Ladungsträger, um Strom in die Zellen zu transportieren und die Weiterleitung elektrischer Signale zu gewährleisten. Für alle lebenswichtigen Abläufe in unserem Körper gilt also: Ohne Kochsalz läuft gar nichts. Chronische Müdigkeit, Schwäche, Muskel- und Knochenprobleme sind Folgen einer salzlosen Kost. Um solche Mangelzustände zu vermeiden, hat die Natur vorgesorgt und löst bei zu geringem Salzgehalt des Körpers den sogenannten Salzhunger aus. Ziegen und Pferde lecken dann an Salzsteinen, während wir zu Oliven und Matjes greifen. Auch bei einem Kater nach durchzechter Nacht gelüstet es uns nach Salzigem, weil der Alkohol Wasser aus den Zellen zieht und wir mit der vielen Flüssigkeit zu viel Salz ausgeschieden haben.

Salz spielt eine entscheidende Rolle bei der Wasserregulation. Nach einem salzigen Essen gelangt das Salz über den Darm ins Blut und erhöht dessen Salzkonzentration. Deshalb werden wir durstig und nehmen so lange Flüssigkeit auf, bis der normale Salzgehalt wieder erreicht ist, manchmal auch zu viel, was zu vorübergehenden Aufschwemmungen führen kann. Erst über die nächsten Stunden und Tage wird die zusätzliche Flüssigkeit zusammen mit dem Salz über den Urin und die Schweißdrüsen wieder ausgeschieden. Dabei helfen körpereigene Regelmechanismen und Hormone. Allerdings darf man nicht aus lauter Verzweiflung Meerwasser trinken, selbst als Schiffbrüchiger. Da die Salzkonzentration im Meer höher ist als die maximale Konzentrierfähigkeit unserer Niere, würde man körpereigenes Wasser zum Verdünnen brauchen und damit seinen Durst und Wassermangel noch vergrößern.

Dennoch essen wir alle zweifellos mehr Salz als nötig. Ist das schädlich und sind wir alle salzsüchtig? Viele Ärzte weisen darauf hin, dass eine hohe Salzkonzentration im Blut zu einer Verengung der Blutgefäße führen und den Blutdruck in die Höhe treiben kann. Aber neue Untersuchungen haben jetzt ergeben: Nur bei etwa einem Drittel aller Hypertoniker sinkt der Blutdruck, wenn sie weniger Salz konsumieren. Diesen Streit ums Salz nannte die Zeitschrift *Science* einen der »längsten, giftigsten und surrealsten Dispute in der Medizin«. Ob Sie selbst zu den »salz-sensitiven« Menschen gehören, bei denen ein Salzverzicht Sinn macht, können Sie in einer dreiwöchigen salzarmen Testphase mit regelmäßiger Kontrolle Ihres Blutdrucks prüfen. Den meisten Menschen würde eine Diät, bei der sie 5 bis 10 Kilo abspecken, viel effektiver helfen als ein Salzverzicht.

Dennoch muss man eines sagen: Salz macht süchtig. Die »Sucht auf gesalzenes Essen«, die der Psychiater James Cocores in seinen Studien beschreibt, kann so abhängig machen wie Heroin, weil das Gehirn nach immer mehr Natriumchlorid verlangt. Und leider sind es gerade die fetthaltigen und kalorienreichen Speisen, die den höchsten Salzgehalt aufweisen: Pizza, Hamburger und Spaghetti mit würziger Sauce. Schon Kinder geraten mit Fertig-gerichten, mit würzigen Chips und Pommes Frites in den Kreislauf der Sucht. Sie werden dick und haben damit die besten Chancen, später tatsächlich unter hohem Blutdruck zu leiden. Ein Verzicht auf zu viel Salz ist deshalb sinnvoll. Wer jetzt voller Schrecken an fade Schonkost denkt, sei beruhigt: Mit der Zeit gewöhnt sich der Körper an salz-arme Kost, so dass dann normales Essen oft schon versal-zen schmeckt.

In Feinschmeckerkreisen gibt man sich längst nicht mehr mit reinem Natriumchlorid ab. Eine Prise Jod, Kalium oder Magnesium darf es schon sein. Fleur de sel schmeckt so gut, weil es viele Mineralien enthält und als fragiles Salzhäutchen von der Meerwasseroberfläche geerntet wird. Während manches Himalaja-Salz, angeblich ein Steinsalz mit vielen gesunden Eigenschaften, oft nur einem normalen Salz zu überhöhten Preisen entspricht.

Verliebte schmecken anders

Liebe berauscht die Sinne und versetzt den Menschen in einen absoluten Ausnahmezustand. »Himmelhoch jauchzend, zum Tode betrübt«, wusste schon Goethe, »glücklich allein ist die Seele, die liebt.« Ganz zu schweigen vom Körper. Freudig erregt schlägt das Herz, der Magen kribbelt beim Gedanken an den Partner und die Knie werden weich. Vor lauter Verliebtheit finden wir nur wenig Schlaf und haben kaum Appetit, strotzen aber dennoch vor Energie. Wie auf Droge.

Tatsächlich wirkt die Liebe wie ein natürliches Aufputschmittel und kann sogar Schmerzen vertreiben. Bei der Untersuchung von Freiwilligen im Kernspintomografen konnten Wissenschaftler sehen, dass beim Gedanken an den Liebsten dieselben Bereiche ihres Gehirns aktiviert wurden, die von Dopamin angesprochen werden. Dopamin ist eines unserer wichtigsten Glückshormone, es erhöht die Aufmerksamkeit und die Motivation. Gleichzeitig ist es die Vorstufe der Hormone Adrenalin und Noradrenalin, die für die vielfältigen Symptome der Verliebtheit verantwortlich sind: Sie steigern in Sekundenschnelle die Herz-Kreislauf-Funktionen und versetzen unsere Nerven und unser Gehirn in Alarmzustand. Außerdem setzen sie Glukose frei, verstärken die Durchblutung der Muskulatur und rufen das berühmte »Gänsehautgefühl« hervor.

Welches Hormon nun eigentlich dafür zuständig ist, dass Liebe blind macht, weiß keiner. Fest steht: Hormone können die Wahrnehmung der Sinne verändern. Jede Frau, die einmal schwanger war, erinnert sich, wie abstoßend auch vertraute Gerüche in den ersten Schwangerschaftsmonaten wirken können. Schon der morgendliche Kaffee riecht eklig, jeder Schweißgeruch wird unerträglich und selbst der eigene Mann kann seinen Reiz verlieren. Ganz anders natürlich bei Verliebten, die nur Augen und Nase für den neuen Partner haben, geradezu süchtig sind nach dessen Parfum und dessen Körpergeruch. Die veränderte Ausschüttung von Oxytocin und Serotonin spielt dabei eine wesentliche Rolle. Der Oxytocinspiegel steigt, während der Wert für den Glücks-Botenstoff Serotonin merkwürdigerweise absinkt. Eigentlich würde man vermuten, dass Verliebtheit doch Glücksgefühle hervorrufen müsste – also einen hohen Serotoninspiegel. Doch offenbar ähnelt der Zustand leidenschaftlicher Verliebtheit mit der Fixierung auf ein bestimmtes Objekt eher dem einer Zwangsneurose, bei der ebenso weniger Serotonin im Blut festgestellt wurde.

Interessanterweise ist Serotonin auch für die Wahrnehmung verschiedener Geschmäcker entscheidend. Verliebte, so fanden Geruchsforscher heraus, schmecken anders. Das Empfinden für süß und bitter ist bei ihnen gedämpft, während sie salzig und sauer viel intensiver schmecken. Insgesamt ist ihr Appetit nicht besonders groß. Interessant, mag man jetzt einwerfen, aber wozu will man das eigentlich wissen? Eine Möglichkeit wäre zum Beispiel, auf Grundlage dieser Erkenntnisse eines Tages eine spezielle Nahrung für Menschen zu entwickeln, die sich in einer besonderen Stoffwechselsituation befinden. Es wäre der erste Schritt in Richtung eines Personalized Food. Von Marathonläufern weiß man, dass sie sich beim Start eher für zitrushaltige Getränke entscheiden, später im Rennen dann aber zuckerhaltige bevorzugen. Der Geschmack steuert offenbar ganz automatisch die optimale Versorgung des Körpers. Deshalb sollte man der Lust nach bestimmten Geschmäckern ruhig nachgeben. Wenn der Körper zum Beispiel nach Saurem verlangt, kann man gern einmal die Salatsauce trinken, denn es kann sein, dass dem Magen Säure fehlt.

Die Jungverliebten mussten vor den Geschmackstests übrigens einen Fragebogen ausfüllen, um den Grad ihrer Verliebtheit zu beweisen. Mitmachen durften nur Verliebte, die ihren Partner nicht länger als sechs Monate lang kannten. Denn dann beginnt die Langzeitbeziehung – ohne biochemischen Rauschzustand.

Warum der Wein
im Urlaub besser schmeckt

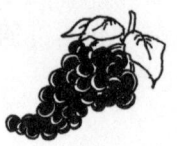

»Das Auge isst mit.« Das weiß jeder Koch und streut deshalb schnell noch ein paar Blütenblätter über den Salat.
Manche Mütter zaubern lachende Gurken- und Karot-
tengesichter auf den Teller, um ihren kleinen Gemüsemuf-
feln die gesunden Beilagen schmackhaft zu machen. Aber
bisher konnten wir nur ahnen, wie grundlegend das Auge
tatsächlich unser Geschmackserleben bestimmt. Zum Beispiel beim Wein, der unter der spanischen Abendsonne
noch so herrlich schmeckte. Schon so manchem Urlauber mag aufgefallen sein, dass er zu Hause doch arg enttäuschte. War es die Wärme, die entspannte Atmosphäre,
die den Geschmack beeinflusste? Wahrscheinlich war es
das Licht, sagen Psychologen der Universität Mainz. Denn
das Auge trinkt auch mit.

Der Rheingauer Winzer Ulrich Allendorf führt seine
Besucher schon seit einigen Jahren in einen eigens ein-
gerichteten Farbraum und lässt sie dort – in verschieden-
farbiges Licht getaucht – seinen Riesling verkosten. Seine
Beobachtungen wurden durch die Mainzer Experimente

bestätigt, die mit fünfhundert Probanden zum selben Ergebnis kamen: Wein schmeckt bei unterschiedlichem Licht ganz anders. Die Ergebnisse waren so eindeutig, dass Winzer und Wissenschaftler gleichermaßen verblüfft waren. Mit ein paar farbigen Lampen kann man die Versuche selbst nachbauen. Sie brauchen dazu einen weiß angestrichenen Raum und ein Glas Weißwein. Im Falle des Winzers gab es einen Riesling, dessen Aroma von Pfirsich- und Aprikosenoten geprägt wurde. Zuerst wird der Raum in rotes Licht getaucht, das dem Wein eine zarte Rosétönung verleiht. Die Versuchspersonen entdecken dann eine deutliche Süße, denken an Himbeeren und Erdbeeren und sind sich gar nicht mehr sicher, ob sie überhaupt einen Weißwein trinken. Es könnte auch ein Rotwein sein, jedenfalls finden sie ihn 1,5-mal süßer als bei weißem Licht und sind bereit, pro Flasche einen Euro mehr dafür zu bezahlen. Wird das Licht auf »grün« geschaltet, schmeckt derselbe Wein plötzlich »zu sauer, eigentlich ungenießbar«. Für diesen Wein wollen sie am wenigsten bezahlen. In blauem Licht erscheint den Gästen der Wein nicht wertvoller, denn er schmeckt extrem flach und hat sogar einen leicht bitteren Nachgeschmack. Erst in normalem, sonnengelben Licht schmeckt der Riesling wieder, wie er soll: nach Pfirsich und Aprikose, mit leichtem Säureanteil.

Die Farbtäuschung funktioniert übrigens genauso, wenn Sie das Getränk selbst einfärben. Ein Weißwein – mit ein paar Tropfen Lebensmittelfarbe auf Rosé getrimmt – lässt selbst geübte Weinkenner lauter wunderbar typische Roséaromen entdecken. Wer seine Gäste überraschen möchte, bittet sie, bei verbundenen Augen einen Weißwein von einem Rotwein zu unterscheiden. Wenn Sie dann noch beide Weine warm servieren und einen Weißwein wählen, der durch den Ausbau im Eichenfass den typischen Barriquegeschmack hat, dafür aber einen Rotwein ohne Barriqueanteil, wird selbst ein Weinexperte den weißen für einen roten Wein halten.

Das alles ist keine Hexerei, sondern nur der Beweis dafür, dass Sinneseindrücke wie Farben, Düfte, Geschmack und Bilder im Gehirn immer als Paket – wenn auch an verschiedenen Orten – abgespeichert werden. Ruft man eine Information aus dem Erinnerungsspeicher ab, zieht diese die anderen mit hervor. Dabei scheint unser Auge für die Beurteilung von wahren und richtigen Erinnerungen genauso wichtig zu sein wie die Nase. Vorsicht ist also geboten, wenn man leckere Düfte an die falschen Bilder knüpft. Das zeigten Versuche, bei denen zu einem Käsearoma einmal Fotos von Gorgonzola gezeigt wurden, beim nächsten Mal Fotos von nackten Füßen. Der gleiche Duft erhielt jedes Mal eine völlig andere Bewertung und verdarb den Probanden dauerhaft den Appetit auf Blauschimmelkäse.

Wie man den Gaumen
überlisten kann

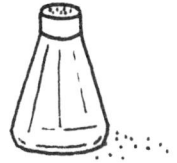

Mit der afrikanischen Wunderbeere Synsepalum dulci-
ficum gelingt das ohne Probleme. Ein Biss in diese Beere,
und Essig schmeckt wie Zuckerwasser. Zitronen haben
plötzlich ein fruchtig-süßes Aroma, Riesling wird zum
Traubensaft und selbst stechend Scharfes findet man er-
staunlich angenehm. Hinter diesem Wunder steckt ein
Eiweiß: das Protein Miraculin. Wie der Trick genau funktioniert, haben wir noch nicht herausfinden können. Eine
Erklärung könnte sein, dass es die Säuren im Mund zu
Süßstoff verwandelt, eine andere besagt, dass die Süßrezeptoren auf der Zunge vom Miraculin verändert werden
und jetzt auf Säure ansprechen. Ein französischer Forscher,
Chevalier des Marchais, berichtete schon 1725 anlässlich
einer Afrika-Expedition, dass dort die Einwohner vor den
Mahlzeiten die Früchte des Wunderbaums verzehrten,
um damit ihr Essen schmackhafter zu machen. Miracu-
lin-Früchte sehen aus wie Hagebutten und sind eigentlich
geschmacklos. Ihre Wirkung im Mund hält zwei bis drei

Stunden lang an, weshalb sie in den USA gern als Partyscherz benutzt werden. Leider lässt sich Miraculin bei uns schwer auftreiben, da es in der EU noch nicht zugelassen ist. Synthetisch hergestellt ist es sehr teuer. Bleibt nur noch selbst züchten oder in einen botanischen Garten gehen.

Großartig für uns Salzliebhaber ist, dass es bestimmte Aminosäuren gibt, die geradezu als Salzbooster wirken. Der Salzgehalt bleibt gleich, das Essen wird aber als viel salziger empfunden. Als allgemeiner Geschmacksverstärker wirkt die Aminosäure Glutamat, die den Umami-Geschmack erzeugt, der salzig, würzig und nach Maggi schmeckt. Eigentlich heißt der Stoff Natriumglutamat und wird in Asien oft als Salzersatz für Natriumchlorid verwendet. Auf unserer Zunge wirkt er auf Salz- und spezifische Süßrezeptoren. Ein asiatisch gewürztes Huhn wird deshalb immer intensiver schmecken als das einfach gesalzene deutsche Huhn, weil es mehr Geschmacksnuancen bietet.

Doch nicht alle Geschmäcker sollen verstärkt werden. Besonders unbeliebt ist bei vielen Menschen zum Beispiel der Bittergeschmack, obwohl er, wie wir im Wellness-Kapitel noch sehen werden, jede Menge sympathische Seiten hat. Aber der Bittergeschmack erinnert eben auch an Medizin, scheußliche Gesundheitstees und Kräuterschnäpse, die immer dann zum Einsatz kommen, wenn einem ohnehin schon übel ist. Tatsächlich gibt es für den Bittergeschmack bestimmte Stoffe, die die Rezeptoren blockieren. So könnte man zum Beispiel den Bitterblocker Adenosinmonophosphat (AMP) verwenden und damit Lebensmittel wie Kaffee oder Endivien weniger bitter machen.

Der Nachteil dabei ist es, dass AMP alle Bitterstoffe gleichermaßen blockiert und zusätzlich den Umamirezeptor aktiviert, deshalb schmecken manche Lebensmittel plötzlich sehr merkwürdig nach Brühwürfel. Ein ganz neuer Blocker, der erst vor Kurzem am Deutschen Institut für Ernährungsforschung in Potsdam entdeckt wurde, arbeitet da genauer. Er blockiert sehr gezielt nur den Bittergeschmack von künstlichen Süßstoffen wie Saccharin und Acesulfam. Damit könnte sich der Geschmack von Getränken, Fertigprodukten, aber auch Medikamenten verbessern lassen.

Vor allem die Industrie ist daher an der Entwicklung von Bitterblockern und anderen Geschmacksveränderern interessiert. Gern wird in diesem Zusammenhang erklärt, sie seien ein Weg, um gesündere Lebensmittel herzustellen: mit weniger Zucker, weniger Salz. Doch sind die Zusätze selbst überhaupt unbedenklich? Die meisten Verbraucher sind skeptisch und kaufen lieber naturbelassene Produkte. Oder solche, die sie dafür halten. Denn bei vielen Lebensmitteln, wie zum Beispiel Chicorée, sorgen schon die Züchter dafür, dass sie kaum mehr Bitterstoffe enthalten. Was natürlich dazu führt, dass wir von deren positiven Eigenschaften nicht mehr profitieren können. Dabei können Bitterstoffe sehr hilfreich sein bei Verdauungsproblemen und Stoffwechselerkrankungen. Außerdem sind sie der ideale Partner für Schönheit und Fitness, weil sie unseren Hunger auf Süßes stillen und als aktive Fatburner überflüssige Pfunde verhindern.

Schmerzkiller aus der Natur

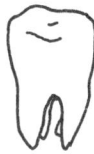

Zahnschmerzen treten bekanntlich meist am Wochenende auf. Wenn der eigene und einzig vertrauenerweckende Zahnarzt sich beim Golfen vergnügt und sein Anrufbeantworter auf irgendeinen Kollegen verweist, der gerade Notdienst hat. Ehe man sich dessen Künsten anvertraut, greift man doch lieber erst mal auf Großmutters Hausapotheke zurück. Die empfiehlt: Nelken kauen – ein Rezept, das von alters her bekannt ist.

Nelken enthalten den Geschmacks- und Geruchsstoff Eugenol, eine chemische Substanz, die in der Lage ist, einen unserer Riechrezeptor-Typen in der Nase zu aktivieren und damit den typischen Nelkengeruch hervorzurufen, aber zusätzlich auf den Schmerz- und Warnnerv unseres Gesichts, den Nervus trigeminus, einzuwirken. Dieser Nerv registriert Berührungen, Temperaturen, chemische Reize und alle Schmerzen in unserem Gesichtsbereich – vom quälenden Zahnschmerz bis zum Sonnenbrand. Wie das dünn verästelte Wurzelgeflecht eines Baumes durchziehen seine feinen Nervenendigungen unsere Gesichtshaut und die Schleimhäute von Mund, Nase und Augen. Menschen, die ihren Geruchssinn nach einem Unfall oder einer Erkrankung völlig verloren haben, kann er helfen, Duftstoffe in höherer Konzentration weiterhin wahrzunehmen. Minze, Knoblauch oder Thymian können zwar nicht an ihrem Duft erkannt, aber durch die Empfindungen, die sie auslösen, unterschieden werden. Sie können scharf, brennend, beißend, stechend, heiß oder kalt sein. Der Nervus trigeminus leitet einen Teil seiner Informationen direkt in die Schmerzzentrale unseres Gehirns weiter und hilft dadurch, den Menschen vor Gefahren zu warnen und zu schützen. Eine zu heiße Suppe, aber auch Reizstoffe und Umweltgifte werden blitzschnell registriert. Der Nervus trigeminus ist gleichzeitig an das vegetative Nervensystem gekoppelt, was dafür sorgt, Schadstoffe reflexartig wieder auszuwaschen und damit aus dem Körper zu entfernen. Wenn wir allzu scharfes Curry essen oder versehentlich in eine Peperoni beißen, schießen uns Tränen in die Augen, die Nase beginnt zu laufen, und wir fangen an zu niesen und zu schwitzen.

Alles sehr sinnvoll, aber es gibt Patienten, deren Trigeminus sie dauerhaft mit Schmerzen quält, weil er sich entzündet hat. Seit vielen Jahren haben Wissenschaftler deshalb nach Rezeptoren geforscht, die für diese Schmerzen verantwortlich sind. Ihr Ziel ist es, sie zu blockieren – ähnlich wie bei Süßigkeiten oder Bitterblockern. Sie entdeckten die TRP(transient receptor potential)-Rezeptoren. Einer davon, der TRPA1, ist wesentlich für unser Schmerzempfinden zuständig. Er wird aktiviert durch körpereigene Schmerzsubstanzen oder durch chemische Stoffe, die in Nahrungsmitteln vorkommen: scharfen Senf, Ingwer, Knoblauch oder Kümmelgewächse wie Nelken.

Und hier kommt nun wieder das Eugenol ins Spiel. Offenbar kann das Eugenol der Nelken den TRPA1-Rezeptor nicht nur aktivieren, sondern ihn durch andauernde Reizung unempfindlich machen. Wir kennen diesen Mechanismus von unseren Riechrezeptoren: Bei Dauerreizung mit chemischen Stoffen reagieren sie irgendwann nicht mehr. Diese Adaptation hilft uns, mit Schmerzen, aber auch mit Gestank umzugehen. Sitzt man lange genug in der miefigen U-Bahn, nimmt man die schlechte Luft gar nicht mehr wahr. Genauso funktioniert die Sache mit den Nelken: Längeres Kauen oder Gurgeln mit Nelkenöl bringt dem Zahnschmerz-Geplagten vorübergehende Linderung. Inzwischen gibt es sogar ein aus Nelken hergestelltes Gel, das genauso schmerzstillend wirkt wie die Spritze beim Zahnarzt.

Leider funktioniert dieses Prinzip mit den körpereigenen Schmerzsubstanzen nicht. Sie wirken dauerhaft, denn der Körper soll gewarnt bleiben. Der Schmerz hört nicht auf.

Wenn einem beim Essen
heiß und kalt wird

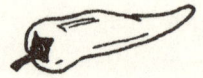

Es ist ein Spiel mit dem Feuer. Beim Genuss einer echt mexikanischen Salsa oder einer Currywurst mit Soße der Marke Vicious Vampire bricht einem schon mal der Schweiß aus. Wer einmal Chili-Schoten geschnitten und dann versehentlich mit den Fingern die Lippen, Augen oder Nase berührt hat, weiß, wie sehr das brennt und sticht. Was in niedrigen Dosen noch eine angenehme Schärfe und Wärme erzeugt, schlägt im Übermaß in Schmerz und unangenehme Hitze um. Das liegt am »Scharfmacher« Capsaicin. Sein Schärfegrad wird meist in Scoville-Einheiten angegeben, benannt nach dem gleichnamigen amerikanischen Pharmakologen. Nach dieser Skala hat ein Gemüse-Paprika etwa 10 Scoville, eine scharfe Peperoni ungefähr 500 und das reine Capsaicin 15 Millionen. Die schärfste Chili-Sauce der Welt bringt es auf etwa sieben Millionen Scoville. Wer solche Schärfe nicht gewohnt ist, sollte sie allerdings nicht probieren, das könnte lebensgefährlich sein.

Umgekehrt empfindet man ein starkes Kältegefühl beim Einatmen, wenn man an einem Pfefferminz-Bonbon oder einem mentholhaltigen Fisherman's Friend lutscht.

In beiden Fällen wird das trigeminale Nervensystem stimuliert, wobei wieder Mitglieder der TRP-Familie eine wichtige Rolle spielen. Einen ihrer Vertreter, den Nelkenrezeptor, kennen Sie schon aus dem vorigen Kapitel. Aber auch andere sind äußerst spannend. Sie springen nämlich auf zwei völlig unterschiedliche Reize an: auf chemische Substanzen und auf Temperatur. Sie können Duftstoffe erkennen und zugleich Wärme und Kälte spüren. Einer von ihnen, der TRPV1, reagiert zum Beispiel auf Capsaicin, den natürlichen Inhaltsstoff von Peperoni. Isst man also Peperoni, wird dieser Rezeptor erregt und meldet es dem Gehirn. Da aber der TRPV1 gleichzeitig auf Temperaturen zwischen 40 und 50 Grad reagiert, könnte es auch eine heiße Suppe sein, die diesen Sensor aktiviert hat. Das Gehirn kann nicht genau unterscheiden: Ist es Schärfe oder Hitze, die dafür verantwortlich ist? Und weil es auf die Stimulierung des TRPV1 immer gleich reagiert, beginnen wir beim Essen von Peperoni zu schwitzen. Obwohl es dazu eigentlich keinen Grund gibt, denn die Temperatur im Mund bleibt ja gleich. Ähnlich funktioniert ein anderer Rezeptor: der Kältemesser TRPM8. Er reagiert auf Temperaturen zwischen 10 und 20 Grad sowie auf die chemischen Inhaltsstoffe von Pfefferminz oder Eukalyptus, nämlich Menthol und Eukalyptol. Egal ob man sie lutscht, kaut oder einfach nur einatmet – man empfindet in Mund und Nase ein Kältegefühl, obwohl dort weiterhin die normale Körpertemperatur von 37 Grad herrscht. Dieser Effekt kann zur Linderung beitragen, wenn die Nase durch Schnupfen verstopft ist. Wir können Menthol mit seiner kühlenden Wirkung aber auch gegen Schmerzen einsetzen, denn es wirkt bei Verbrennungen ebenso wohltuend wie bei zu scharfem Essen. Deshalb hilft kalter Joghurt mit Pfefferminzblättern, ein altes Hausmittel der arabischen Welt, wenn das Essen zu scharf gewürzt war genauso wie beim Sonnenbrand.

Als Wellness- oder Kuschelrezeptor könnte TRPV3 bezeichnet werden, er ist im wohlig-warmen Temperaturbereich von 20 bis 35 Grad aktiv. Chemische Stoffe wie Campher (Kampfer), der aus verschiedenen Gewächsen gewonnen wird, oder Thymol aus dem Thymian können diesen Rezeptor ansprechen und uns sogar im tiefsten Winter angenehm sommerliche Temperaturen vorgaukeln. Für Menschen, die immer kalte Füße haben, gibt es deshalb schon eine Fußcreme mit solchen Inhaltsstoffen, die innerhalb kurzer Zeit diese Rezeptoren stimuliert und im Handumdrehen für warme Füße sorgt.

Auch wenn sie keine Erklärung dafür hatten, nutzten unsere Vorfahren bereits die umfassende Wirkung vieler Pflanzen. Chilipflanzen wurden in Südamerika schon vor siebentausend Jahren angebaut und gegen Gelenkschmerzen eingesetzt. Außerdem wirken sie gegen Bakterien, Pilze und Viren. Bis heute benutzen wir ABC-Pflaster (Arnika, Belladonna, Capsaicin) gegen Muskel- und Gelenkschmerzen, denn Capsaicin in hoher Konzentration kann mit dem Hitzeempfinden die Durchblutung fördern. Vom Kopf abwärts bis zu den Zehen übernimmt das übrigens ein Verwandter des Nervus trigeminus, der dieselben Empfindungen von Hitze, Kälte und Schmerz am ganzen Körper auslöst.

Alles Übungssache

Guten Geschmack
kann man trainieren

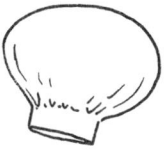

Dass man selbst kein begnadeter Koch sein muss, um gutes von schlechtem Essen zu unterscheiden, beweist die Geschichte eines der größten Feinschmecker aller Zeiten. Maurice-Edmond Sailland, alias Fürst Curnonsky, seines Zeichens Lebemann, Kolumnist für die Touristikabteilung des Reifenherstellers Michelin und Wegbereiter des berühmten *Guide Michelin*. Curnonsky, 1872 als Sohn eines Schnapsbrenners geboren, war einst nach Paris gekommen, um Literatur zu studieren. Bald stellte er aber fest, dass sein bewegtes Nachtleben mit Künstlern wie Émile Zola und Claude Debussy ihm dazu überhaupt keine Zeit ließ. Also schrieb er lieber Theaterstücke, Romane und Klatschkolumnen und vergnügte sich im Übrigen mit illustren Freunden wie Oscar Wilde und Henri de Toulouse-Lautrec, der gern mit ihm über die optimale Zubereitung von Meeresgetier diskutierte. Zwar konnte der selbst ernannte Fürst kaum ein Omelett braten, dafür hatte er aber dreitausend Gourmetrezepte im Kopf und eine feine Zunge. Legendär ist seine Kritik an Zuchtforellen, weil sie »wie gekochte Wäsche« schmeckten, und ein Auftritt, bei dem er einen Camembert aus dem Fenster warf, weil der statt aus der Normandie aus dem Jura stammte.

Eines Tages ging dem Lebemann mit dem feinen Gaumen das Geld aus, so dass er sich gezwungen sah, seine Finanzen mit einem regelmäßigen Job aufzubessern – und das ist der Anfang der Michelin-Kolumnen. Ganz und gar nicht uneigennützig engagierte ihn nämlich der Reifenhersteller im Jahr 1907, um die Franzosen zum Autofahren zu animieren. Curnonsky ließ sich im Bugatti oder im Rolls-Royce durch die Lande kutschieren, schwärmte seinen Lesern von den köstlichen Gaumenfreuden der regionalen Küche vor und lockte sie mit seinen Kolumnen noch in die letzten Winkel der Republik. Sehr zur Zufriedenheit seines Auftraggebers. Erst 1926 erschien der erste *Guide Michelin*, doch Curnonsky legte den Grundstein dafür schon mit seiner achtundzwanzig Bände umfassenden Enzyklopädie *Das gastronomische Frankreich*.

Das Beispiel des umtriebigen Lebemannes zeigt: Das richtige Training kann aus einem einfachen Genießer einen Gourmet machen. Dazu muss man sich nur auf das Abenteuer einlassen, neue Geschmäcker zu entdecken. Das kann in einem Restaurant sein, das hervorragend zubereitete Spezialitäten anderer Länder anbietet, oder in der Küche eines kreativen Kochs. Man sollte sich – sofern der Geldbeutel das verträgt – ruhig einmal in ein Sterne-Restaurant wagen. Denn dort sind die Zutaten meist von erlesener Qualität, und der Koch muss seinen Gästen etwas Besonderes bieten, um seinen Ruf zu wahren.

Was zur Schulung des eigenen Gaumens wenig beiträgt, ist das reine Zuschauen, ohne zu probieren. Millionen Fernsehzuschauer bewundern, wie Alfons Schuhbeck und seine Kollegen aus einem Haufen alltäglicher Zutaten ein exquisites Mahl kreieren. Da wird gegrillt und gelacht, gerührt und geplaudert, bis der Koch begeistert ausruft: »Aaah, das schmeckt ja wieder wunderbar.« Das muss er gelegentlich, denn sein Medium hat einen entscheidenden Nachteil: Weder Riechen noch Schmecken lassen sich über Kabel oder Satellit erleben. Fragt sich nur, warum dann so viele Leute zusehen? Johann Lafer hat einen Verdacht: »Ich denke, Kochen ist ein so großes Thema, weil viele Leute nicht mehr kochen.« Was nicht heißt, dass sie nicht gern gut essen.

Fürst Curnonsky wurde für seine Leidenschaft schließlich sogar zum Ritter der Ehrenlegion ernannt und ist in seinem Heimatland noch heute eine Art Nationalheiliger. Schließlich begründete er den guten Ruf der französischen Küche und hinterlässt der Nachwelt einen einfach zu befolgenden Rat: Guten Geschmack lernt man am besten durch gutes Essen.

Schmecken lernen ohne Verbote

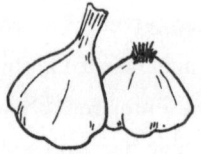

Am Spinat-Problem scheiterte schon Popeye, der See-
mann, der praktisch nichts anderes aß und sich redlich
mühte, die Kinder seiner Generation davon zu überzeugen, das ungeliebte Gemüse sei eine Art Muskelaufbau-
präparat erster Güte. Vergeblich. Sie bewunderten seine
Tattoos und seine muskulösen Unterarme, Spinat aßen
sie trotzdem nicht. Zum Leidwesen vieler gesundheits-
bewusster Mütter haben Kinder eine angeborene Abneigung gegen Bitteres. Der bittere Geschmack, das wissen
sie instinktiv, kann nämlich eine Gefahr für die Gesundheit signalisieren. Und vielleicht ahnen sie sogar, dass Spinat überhaupt nicht so gesund ist, wie von der Mutter pro-
pagiert. Er enthält nämlich viel weniger Eisen als fast ein
Jahrhundert lang angenommen. Ein Wissenschaftler hatte
einst die Kommastelle für den Eisengehalt falsch gesetzt.
Je älter Kinder jedoch werden, desto eher akzeptieren sie
auch Bitteres. Im hohen Alter steigen dann fast alle Menschen freiwillig von Vollmilch- auf immer bittere Schoko-
ladensorten um, weil das Geschmacksempfinden nachlässt.

Aber schon früher lassen sich die Essgewohnheiten der Kinder beeinflussen. Eltern und Umgebung sind dabei das beste Vorbild. Wenn zu Hause viel Fleisch und Wurst gegessen wurden, ist dem Kind womöglich das Salat- und Gemüseprogramm nicht sonderlich vertraut – und was es nicht kennt, isst es nicht. Aber Geschmacksvorlieben lassen sich umprogrammieren. So lernen die meisten Kinder mit der Zeit die Vielfalt der Kohlsorten zu schätzen, die sie lange abgelehnt haben. Wen es nach England verschlagen hat, der schätzt womöglich sogar gebackene Bohnen. Und wer jahrelang in Asien lebt, findet selbst Knoblauchsuppen zum Frühstück gar nicht mehr so abwegig. Eines sollte man jedoch vermeiden, wenn man den Speisezettel seiner Kinder erfolgreich erweitern möchte: Verbote! Sie machen eine Sache erst so richtig interessant. Man kennt das. Kaum hat man sich geschworen, auf Kuchen zu verzichten, schon taucht diese unstillbare Sehnsucht nach Erdbeertorten auf. Unvergessen sind jene bemitleidenswerten Schulfreunde, die zu Hause nichts Süßes essen durften. Vor ihnen war woanders keine Tüte mit Gummibärchen sicher, keine Schokolade überlebte ihren Besuch.

Dass Verbote also oft das Gegenteil bewirken, könnte man trickreich nutzen: Auch Obst wird erstaunlicherweise attraktiver, wenn man es limitiert. Das hat ein Versuch an der Universität Maastricht gezeigt, der übergewichtige Kinder von gesunden Essensgewohnheiten überzeugen sollte. Als man diesen Kindern verbat, Obst zu essen, griffen sie umso häufiger zu Ananas und Banane, selbst wenn es Schokolade als Alternative gab. Die Forscher zogen daraus den Schluss, dass ein komplettes Verbot von Süßigkeiten kontraproduktiv ist.

Soll man also seinen Kindern einfach Birnen und Brokkoli verbieten, damit sie Obst und Gemüse essen? Darauf wollten die Forscher sich nicht festlegen. Aber ohne Druck anbieten, selbst davon essen und die Neugier der Kinder wecken, das könnte helfen. Ein bisschen Basilikum hier, etwas Blumenkohl dort. Wenn Kinder beim Kochen helfen dürfen, macht das Probieren noch mehr Spaß. Und wie schmeckt denn eigentlich ein Kohlrabi? Kann man Wörter für den Geschmack finden? Düfte und Aromen sind schwer zu beschreiben, denn es gibt oft keine Begriffe für das, was man wahrnimmt. Eine Banane ist süß, eine Olive salzig, so viel steht fest. Aber wie beschreibt man ihr Aroma? Ist es fruchtig, blumig oder würzig? Überall verstecken sich neue Geschmäcker und Aromen. Daraus kann ein Spiel werden, bei dem Kinder ganz nebenbei lernen: Unser Essen hat mehr zu bieten, als die Fastfood-Restaurants hergeben. Nichts gegen Burger, versteht sich. Pizza, Fritten, Currywurst – alles zu seiner Zeit. Schließlich möchte man – bei aller Liebe zum Spinat – auf keinen Fall durch ein unbedachtes Verbot einen Hamburger-Heißhunger provozieren.

Mit hundert Mal Kauen
zum Feinschmecker

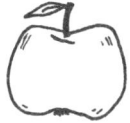

Egal, ob hundert Mal, wie von Großmüttern empfohlen, oder bloß zweiunddreißig Mal, wie manche Ayurveda-Kundigen meinen – Kauen ist eine weitgehend unterschätzte Tätigkeit. Vor allem in Zeiten von Fastfood und Geschäftsessen. Beim einen werden die Speisen so weich gekocht, dass vor allem Zahnlose und Kleinstkinder daran Freude finden, beim anderen will man sich unterhalten – höflicherweise mit leerem Mund, weshalb wenig gekaut und schnell geschluckt wird. Wir kauen im Durchschnitt nur noch sechs Mal. Der Rat unserer Großmütter stammt ja aus einer Zeit, in der man beim Essen noch schwieg und sich genug Zeit dafür nahm, weil Nahrung knapp und wertvoll war.

Wer nicht gut kaut, dem können wichtige Nährstoffe verloren gehen, denn mit dem Kauen beginnt bereits die Verdauung. Schon der Speichel enthält Enzyme, die den Zucker in unserer Nahrung aufspalten. Intensives Kauen fördert den Speichelfluss und verwandelt so die Nahrung in einen speiseröhrenfreundlichen Brei. Das Schlucken geschieht dann – wie das Atmen – ganz automatisch. Die weitere Verdauung besorgt übrigens der Verdauungsapparat selbst, denn er verfügt über ein ganz eigenes Nervensystem, das ähnlich viele Zellen hat wie unser Gehirn, aber unabhängig davon arbeitet. Der Magen produziert Salzsäure, Gallenenzyme im Dünndarm spalten die Nahrung weiter auf, der Darm filtert daraus wichtige Aufbaustoffe. All das passiert, ohne dass wir uns darüber Gedanken machen müssen. Ein Wunderwerk, dieses enterale Nervensystem, das unsere Verdauung koordiniert und uns womöglich hilft, gelegentlich kluge Entscheidungen »aus dem Bauch heraus« zu fällen.

Das Kauen fördert aber nicht nur die Verdauung, sondern auch die schlanke Linie. Denn in der Regel dauert es bis zu 15 Minuten, bis das Sättigungssignal unser Gehirn erreicht. Je länger wir kauen, desto weniger Essen brauchen wir, um uns satt zu fühlen.

Außerdem hilft das Kauen, das Schmecken zu intensivieren, denn es setzt Aromen frei, die wir sonst gar nicht wahrnehmen würden. Wie schade wäre es, wenn wir ein Rinderfilet einfach herunterschlucken würden und nicht die letzte Nuance des edlen Fleisches genießen könnten. Oder wenn wir uns beim Nachtisch das wunderbare Aroma des Tiramisu entgehen ließen. All diese Aromen steigen durch eine Verbindungsröhre, den sogenannten retronasalen Weg, vom Mundraum direkt in die Nase und vervollständigen so das sinnliche Geschmackserlebnis. Wenn wir jemanden beim intensiven Kosten beobachten, wie er mit geschlossenen Augen ganz weltentrückt nach innen spürt, dann erkennen wir ganz deutlich: Kauen und Schmecken sind recht intime Angelegenheiten. Sehen und Hören können wir auf Distanz, beim Schmecken kommen uns die Dinge ganz nah. Und der Geschmackssinn allein entscheidet, ob wir uns das Fremde einverleiben oder nicht. Ist es genießbar oder giftig? Auch bei der Aufnahme von Signalen unterscheidet sich der Geschmackssinn erheblich von den anderen Sinnen. Sehen und Hören sind passiv: Die Rezeptorzellen empfangen Signale ohne weiteres Zutun. Um jedoch einen Geschmack und sein feines Aroma aufzunehmen und zu erkennen, müssen wir selbst aktiv werden. Schnüffeln, Schlürfen, Schmatzen und Schlucken sind gefordert und natürlich: Kauen. Wer also das Schmecken trainieren möchte, sollte mit dem Kauen beginnen. Probieren Sie es einmal, wenn Sie allein essen: Fernseher aus, Zeitung weg und intensiv hinschmecken. Klingt wie Meditation? Schmeckt aber wie das pure Vergnügen.

Die feinsten Aromen
gibt's im Internet

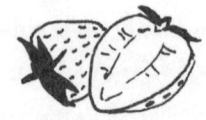

Mieze Schindler kann einem das Leben schwer machen. Sie ist einfach zu empfindlich. Kaum berührt man sie, schon wird sie weich. Knabbert man sie an, beginnt sie zu tropfen. An einen Transport ist überhaupt nicht zu denken, dafür schmeckt Mieze himmlisch. Sie ist eine Erdbeere. Otto Schindler, Direktor der Höheren Staatslehranstalt für Gartenbau, hat sie 1925 in Dresden gezüchtet und nach seiner Frau »Mieze« benannt. Mit den Erdbeeren, die heute auf dem Markt sind, hat Mieze kaum etwas gemein.

Da geht es ihr wie Agathe von Klanxbüll, die ihre Existenz einem Bauingenieur verdankt, der einst am Hindenburgdamm nach Sylt mitbaute und bei einer Wirtin namens Agathe Petersen übernachtete. Die sah ihn mit Genuss einen wunderbar duftenden Apfel verspeisen. Dessen Kerne wanderten auf Bitte der Wirtin in einen Blumentopf, der kleine Trieb später in ihren Garten. Und siehe da: Nach einigen Jahren wuchsen daran herrliche rotbackige Äpfel, die bis in den Winter hielten. Bald standen überall in Nordfriedland Agathe-Bäume, einer schaffte es sogar bis in den Garten des Malers Emil Nolde in Seebüll.

Mieze und Agathe findet man heute in keinem Supermarkt, genauso wenig wie das knubbelige Bamberger Hörnchen, das zwar schnelles Kartoffelschälen unmöglich macht, dafür aber wunderbar schmeckt und als beste Sorte für Kartoffelsalat gilt. Oder das leckere Blondköpfchen, das längst einer Gewächshaustomate gewichen ist, die auf gedüngter Glaswolle wächst – ganz ohne Erde und ohne deren Nährstoffe, die sie so dringend gebraucht hätte, um ein anständiges Tomatenaroma aufzubauen. Doch den Züchtern sind andere Kriterien wichtiger. Zum Beispiel, dass die Tomatenscheiben später groß genug sind, um in einen Burger zu passen. So schmeckt die Tomate nach nichts, ist aber schädlingsresistent und sieht gut aus – und das noch nach Transport, Temperaturschwankungen und anderen Strapazen. »Very-long-shelf-life«-Sorten sind im Handel beliebt.

Gutes Aussehen zeichnet auch Zuchtlachse aus. Allerdings stammt ihre appetitlich rosarote Farbe nicht, wie bei ihren Artgenossen in freier Natur, von den Krebsen, die sie gefressen haben. Wo Zuchtlachse leben, gibt es keine Krebse. Stattdessen werden Farbstoffe in die Container geleitet, in denen sie aufwachsen. Ein anderer Futterzusatz – zum Beispiel bei der Hühnerfütterung – ist Fischmehl, das den Eiern einen eigentümlichen Fischgeschmack verleiht. Wenig natürliche Aromen kann sich ein Schwein anfuttern, das statt Gras und Kräutern nur Futtermittel frisst.

Sein Schnellmastschinken wird zudem nie einen Kamin von innen erleben, das nötige Raucharoma bekommt das Fleisch allein durch Einreiben mit Geschmacksstoffen.

Wer natürliche Aromen erleben will, geht statt zu einem Discounter lieber auf den Wochenmarkt mit Bauern aus der Umgebung, wo Fleisch und Gemüse noch frisch sind, weil ihnen das Very-long-Lagern erspart bleibt. Am Stand kann man Kräuter kaufen und einmal testen, ob man eigentlich alle Zutaten der Frankfurter Grünen Soße benennen kann, wenn man ein Bund davon in der Hand hat. Oder man kauft sich ein paar gelbe, ein paar grüne und ein paar lilafarbene Tomaten und versucht, die Unterschiede zu schmecken. Lila können auch Kartoffeln und Karotten sein. Die Kartoffeln schmecken nussig und man sollte sie nicht vor dem Kochen schälen, sondern als Pellkartoffeln verwenden, sonst verlieren sie ihre Farbe. Die lila Karotten sind sehr süß und angeblich noch gesünder als andere Rüben.

Außerdem gibt es hierzulande Baumschulen und Züchter für alte Sorten und mancherorts sogar Museen. Die Bundesanstalt für Züchtungsforschung in Dresden, die die Nachfolge des Instituts von Otto Schindler angetreten hat, verfügt über die größte Sammlung alter Sorten. Fast vierhundert Erdbeersorten, über achthundert Apfelsorten, Kirschen und Pflaumen wachsen auf den Feldern und lagern in den Gewächshäusern und Kühlkammern des Instituts. Auch im Internet gibt es jede Menge Adressen für Früchte und Samen. Und dazu Tipps von Tomatentestern aller Sorten: »Green Zebra hatte auch in diesem Jahr ihr erfrischendes, leicht saures Aroma und enttäuschte nicht.« Da findet jeder seine Lieblingstomate.

Weinkenner kann jeder werden

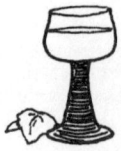

Eine Weinprobe kann eine amüsante Sache sein. Was sonst unhöflich ist, gehört hier zum guten Ton: Alles schnüffelt, saugt und schlürft, prüft Farbe, Klarheit und Geruch, schwenkt das Glas zur Belüftung links und rechts herum und spürt sodann mit verklärtem Blick den Aromen nach. Brombeere oder Steinobst? Zedernholz oder Pfeifentabak? Trüffel oder kalter Pferdeschweiß? Alles ist drin und selbst Profis tun sich manchmal schwer, die richtigen Worte für einen Geschmack zu finden.

Ein Weinaroma ist aus mehreren Hundert verschiedenen Duftstoffen aufgebaut. Manche von ihnen finden wir in jedem Wein, andere sind je nach Rebsorte, Anbaugebiet und Bodenbeschaffenheit völlig verschieden. Daher braucht man viel Übung, um einen Riesling von einem Grauburgunder oder einen Bordeaux von einem Chianti zu unterscheiden. Profis können sogar unterschiedliche Lagen und Jahrgänge erkennen. Für den steinigen Weg zum Experten kann der Laie umfangreiche Übungssets mit bis zu hundert Aromen für unterschiedliche Weinsorten kaufen, die mal als Lernset, mal als Gesellschaftsspiel angepriesen werden und versuchen, den Laien in das schillernde Vokabular der Weinsprache einzuführen. Da wird zum Beispiel nach acht Geruchsklassen unterschieden (floral, mikrobiologisch, chemisch, erdig, balsamisch, vegetabil, würzig, fruchtig), die dann immer weiter aufgefächert werden, um die Weinsorten zu charakterisieren.

Wer das Ganze lieber praktischer angehen möchte, der sollte ein Weinseminar besuchen. Das hat den Vorteil, dass dort echte Weine verkostet werden. Aber auch die Theorie kommt nicht zu kurz: Man erfährt, dass es Aromen gibt, die erst während der Gärung, zum Beispiel im Holzfass, entstehen. Während der Lagerung in der Flasche entwickelt der Wein seinen Geschmack weiter. Es entstehen Sekundär- und Tertiäraromen. Erst wenn sich diese entwickelt haben, spricht der Fachmann vom »Bouquet« des Weins. Und man lernt, wie Hefesorten und Säuregehalt den Geschmack beeinflussen, wie und wie lange ein Wein gelagert werden kann und bei welcher Temperatur er am besten schmeckt. Dabei gilt die Regel, dass Kälte zudeckt und Wärme aufdeckt. Rotweine werden deshalb wärmer getrunken (circa 16 Grad, was in früheren Zeiten der Zimmertemperatur entsprach, bitte nicht nach heutigen Zimmern servieren), Weißwein kälter, weil sonst sein Bukett verloren geht (9 bis 13 Grad, je älter desto wärmer).

Der Seminarleiter wird es sich nicht nehmen lassen, auf den gesundheitlichen Nutzen des Weintrinkens zu verweisen, zum Beispiel auf die nachgewiesenen positiven Wirkungen auf Herz und Kreislauf, die Verdauung und das

Nervensystem. Als besonders gesundheitsfördernd gelten die Phenole, wie beispielsweise das Resveratrol, die den Weinstock vor Fäulnis schützen. Sie wirken antibakteriell und entzündungshemmend und beugen gleichzeitig dem Alterungsprozess beim Menschen vor. Rotwein enthält davon mehr als Weißwein. Wissenschaftliche Studien haben auch gezeigt, dass ein mäßiger Weingenuss die durchschnittliche Lebenserwartung um fünf Jahre verlängert.

All die Vorteile sind leider schnell dahin, wenn man zu viel des Guten trinkt. Dann schadet man seiner Gesundheit und lebt deutlich kürzer. Mehr als ein Viertel pro Tag sollte es bei einer Frau nicht sein, Männer dürfen ein bisschen mehr trinken.

Weintrinken soll ein Genuss bleiben. Und je mehr wir über Weine wissen, desto bewusster können wir sie genießen. Dazu kommt natürlich der persönliche Geschmack. Passt zum Fisch nur ein Weißwein? Am besten probieren Sie es selbst aus. Unsere Tipps zum Thema finden Sie im Testteil dieses Buches.

Wie Billigwein
zum edlen Tropfen wird

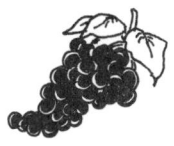

Robert M. Parker hat einen beneidenswerten Job: Seit fast dreißig Jahren testet der Amerikaner, der eigentlich Jurist ist, Weine und vergibt Punkte für ihren Geschmack. Er ist der berühmteste Weinkritiker der Welt und gilt als Topnase unter den Experten. Sein Urteil entscheidet über Erfolg oder Scheitern eines Weins und seines Winzers. Denn mit den Punkten steigt der Preis. Weine, die auf Parkers 100-Punkte-Skala mehr als 90 Punkte erreichen, gelten als »herausragend« (outstanding), Weine über 95 Punkten dürfen sich »außergewöhnlich« (extraordinary) nennen. Alle Weine, die Parker hoch benotet, sind automatisch teurer. Und sie müssen ganz einfach besser schmecken als andere – sollte man annehmen. Die Probe aufs Exempel machten Verhaltensforscher von der ETH Zürich. »Lassen sich Konsumenten vom Urteil eines Geschmacks-Gurus beeinflussen?«, fragten sie sich und luden Versuchspersonen zu einem Experiment ein. Eine Gruppe bekam die richtige Information, der zu verkostende Wein habe 92 Parker-Punkte erhalten. Die zweite

Gruppe bekam eine falsche Information. Ihr wurde gesagt, der Wein sei mit nur 72 Geschmackspunkten bewertet worden. Das Ergebnis war eindeutig: Den Teilnehmern der ersten Gruppe schmeckte der Wein sehr viel besser als denen der zweiten. Sie waren daher bereit, deutlich mehr Geld für den Wein auszugeben. Tatsächlich hängt die Wahrnehmung des Geschmacks von vielen Faktoren ab. Von den Informationen, die uns der Verstand liefert, vom tatsächlichen »Input« genauso wie von den Eindrücken anderer Sinne.

Doch was passiert, wenn der Geschmackssinn ganz auf sich gestellt ist? Blindverkostungen sind der Albtraum des Weinkenners, denn sie enden meist äußerst peinlich. Selbst anerkannte Experten liegen manchmal kräftig daneben. Einige von ihnen können mit verbundenen Augen noch nicht einmal einen weißen von einem roten Wein unterscheiden. Keine böswillige Behauptung, sondern so geschehen bei einem Experiment, an dem zehn anerkannte Sommeliers aus Pariser Feinschmeckerlokalen teilnahmen. Sie sollten in einem vollkommen dunklen Raum aus zehn Weinen die fünf weißen und die fünf roten herausschmecken. Das gelang keiner einzigen der ausgebildeten und geübten Profizungen.

Ob ein Wein seinen Preis wert ist, kann man sehr eindrucksvoll in Verbindung mit den dazugehörigen Trauben erleben. Erkennen Sie das Aroma wieder? Ein Riesling sollte schmecken wie eine Riesling-Traube, ein Chardonnay wie eine Chardonnay-Traube. Gute Rotweine werden oft in Eichenfässern gelagert, sie nehmen darin den typischen Barrique-Geschmack an. Um Kosten zu sparen, werden jedoch statt der Holzfässer oft Eichenspäne benutzt. An der Universität Bochum haben wir jetzt herausgefunden, dass der Barrique-Geschmack eigentlich gar kein Geschmack ist, sondern man eher von einem Barrique-Gefühl sprechen sollte, einer Adstringenz mit rauer Pelzigkeit und Trockenheit im Mund. Wir konnten in unserem Labor nämlich das Molekül für die Barrique-Wahrnehmung identifizieren. Dabei stellten wir zu unserer großen Überraschung fest: Es spricht ausschließlich den Nervus trigeminus an. Weder die Geruchs- noch die Geschmackssinneszellen reagieren darauf. Unsere Entdeckung könnte sich auch auf den Preis auswirken. Wenn ein paar Tropfen Barrique-Essenz in der Lage sind, ganze Eichenfässer zu imitieren, kann man auf eine teure Lagerung natürlich verzichten.

Das sollten Sie dann keineswegs weitersagen, schließlich wissen Sie ja, dass ein Geschmackserlebnis nicht nur mit dem Schmecken zu tun hat. Wenn Sie demnächst Gäste haben, erzählen Sie lieber eine interessante Geschichte über Ihren Wein, loben Sie seine Qualität, spektakuläre Eigenschaften und Geschmacksnoten. Servieren Sie billigen Wein? Dann muss die Geschichte umso besser sein. Bei edleren Tropfen scheuen Sie sich nicht, auf seine Parker-Punkte oder den hohen Preis anzuspielen. Denn eines ist sicher: Teuer schmeckt am allerbesten.

Das Geheimnis
der Verführung

Hin und weg – Düfte,
die süchtig machen

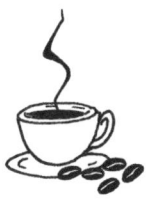

Was hilft an einem grauen Morgen, an dem man müde und lustlos erwacht, weil in Gedanken bereits der schlecht gelaunte Chef mit einer endlosen Konferenz droht? Natürlich einzig und allein eine Tasse dampfenden Kaffees. Schon sein Duft vermag einen Morgenmuffel aus dem Bett zu locken, ohne dass er weiß, warum. Düfte wandern direkt ins Gehirn, ohne Umweg über das Bewusstsein. Manche regen dort die Ausschüttung von opiumähnlichen körpereigenen Hormonen an, die uns glücklich machen können, unsere Motivation steigern, für Wohlbefinden sorgen und sogar Schmerzen vertreiben. Sie aktivieren im Gehirn Regionen, die sonst nur von Rauschmitteln angesprochen werden. Das kann auch der Kaffeeduft – allerdings nur bei Kaffeetrinkern: Koffein ist eine der Substanzen, die für Glücksgefühle sorgen und schlechte Stimmungen vertreiben können. Es setzt so viele Glückshormone frei, dass Kaffeetrinker oft über Kopfschmerzen, Schläfrigkeit, Depressionen oder Konzentrationsstörungen klagen, wenn ihnen ihr Stoff entzogen wird. Und weil sich jede neue Dosis Glück schon über den köstlichen Duft ankündigt, der dem Kaffeetrinker regelmäßig in die Nase steigt, reicht nach einer Weile schon dieser Duft, um im Gehirn die Wirkung von Koffein hervorzurufen. Wissenschaftler nennen das »konditionierten Reflex«. Bekannt ist das Phänomen vom Hund, dem der russische Mediziner Iwan Pawlow immer das Futter und ein Glockenzeichen gemeinsam präsentierte. Nach kurzer Zeit reichte das Klingeln allein, um ihm den Speichel im Mund zusammenlaufen zu lassen. Genauso kann allein schon der Geruch von Kaffee uns wach machen. Ganz ohne Koffein. Allerdings funktioniert das nur bei Menschen, die Kaffeetrinker sind oder es früher einmal waren und deren Gehirn sich offenbar daran erinnert. Der Duft selbst hat in unserem Gehirn keine erregenden oder belebenden Funktionen, wirkt aber als Glücksbringer. Bei Autofahrern, die sich müde fühlen und keinen frischen Kaffee dabei haben, reicht das Riechen an Kaffeebohnen, um die Müdigkeit zu vertreiben und die Aufmerksamkeit wieder herzustellen, wenn auch nur für kurze Zeit. Dann muss der richtige Kaffee her, der dann mit viel Koffein auch länger wirkt. Noch besser ist es, man legt vernünftigerweise eine Pause beim Autofahren ein.

Welchen Einfluss allein der Duft haben kann, erleben auch Kaffeetrinker, die auf koffeinfreien Kaffee umgestiegen sind, weil sie abends nicht einschlafen konnten. Obwohl sie nachmittags nur noch Kaffee ohne Koffein trinken, treten nahezu die gleichen Wirkungen auf wie vorher. Oft dauert es Monate, bis der Körper das Kaffee-Koffein-Programm abstellt.

Übrigens steigt bei Rauchern die Konzentration von Koffein im Blut schneller an, baut sich aber auch schneller wieder ab. Sie brauchen also öfter eine Tasse Kaffee. Im Gegensatz zu Schwangeren oder Frauen, die die Pille nehmen. Bei ihnen hält die Wirkung des Koffeins oft doppelt so lange an, weil weibliche Hormone die Aktivität der Leberenzyme reduzieren.

Doch nicht nur Kaffee, eine Vielzahl anderer Parfums, Blüten- oder Naturdüfte möchte man immer wieder riechen, weil sie schöne Erinnerungen wachrufen. Aber wirklich süchtig machen nur wenige. Ein Star unter den Duft-Drogen ist die Schokolade. Wie beim Kaffee lösen ihre Inhaltsstoffe, allen voran der süße Zucker, Glücksgefühle aus, und schon nach kurzer Zeit ist das Gehirn auf den Schokoduft konditioniert. Experimente im Labor des Londoner Neuropsychologen Neil Martin haben ergeben, dass dieser Duft wahre Feuerwerke im Innern unseres Gehirns zündet. »Kein anderer Geruch, den wir testeten, hatte derart starke Effekte wie der von Schokolade«, erklärt Neil Martin. Das Geheimnis des Schokoduftes: Er spricht unser Belohnungszentrum an. Ein herzhaftes Lachen kann auf dieses Zentrum genauso wirken wie Lob, Anerkennung, Zärtlichkeit, der Anblick des eigenen Babys oder eben ein wunderbares Essen. Immer werden positive Gefühle ausgelöst, Erinnerungen wachgerufen und jede Menge Glückshormone freigesetzt. Das Aroma von Schokolade erhöht gleichzeitig die Alpha- und die Beta-Aktivität der Hirnströme. Alpha-Aktivität wird häufig bei entspannten Versuchspersonen gemessen, Beta-Aktivität eher bei aufmerksamen und erregten Menschen. Schoko-duft scheint also für beides gut zu sein: Er beruhigt das Gehirn und hält gleichzeitig den Geist wach. Eine himm-lische Mischung. So faszinierend, dass Menschen bei einer Befragung in den USA angaben: Sie würden lieber auf Sex verzichten als auf Schokolade.

Unsere Gene und ihr Lieblingsparfum

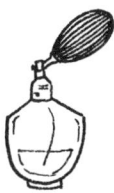

Welches Parfum passt zu mir? Diese Frage beschäftigt fast jede Frau und ist deshalb ein wiederkehrendes Lieblingsthema von Frauenzeitschriften. Dort gibt man sich alle Mühe, mithilfe cleverer Tests die romantische von der sportlichen Frau und die Träumerin von der Eleganten zu unterscheiden, um den Leserinnen dann das passende Trendparfum der Saison zu empfehlen. Männer haben diese Probleme nicht, denn sie benutzen kein Parfum. Jedenfalls nichts, was so heißt. Ihre Düfte nennen sich »Eau de Toilette«, und sie lassen sie bevorzugt von ihren Frauen kaufen. Umso besser, die wissen vielleicht auch eher, ob er ein Träumer oder ein Abenteurer ist. Vor allem wissen sie, welchen Duft sie selbst gern riechen, und darauf kommt es schließlich an.

Duftwahrnehmung und Körpergeruch werden bei jedem Menschen von den Genen bestimmt. »Spielen die bei der Parfumwahl eine Rolle?«, wollten die Forscher Manfred Milinski und Claus Wedekind wissen. Sie nahmen Blutproben von 137 Schweizer Studenten und Studentinnen und ließen sie an 36 verschieden beduften Papierstreifen riechen. Das Ergebnis des Experiments war so eindeutig, dass selbst die Wissenschaftler überrascht waren: Wer sich genetisch ähnelt, bevorzugt dieselben Gerüche. Die Forscher schlossen daraus, dass Menschen ein Parfum auswählen, um den eigenen Körpergeruch zu unterstreichen, sich also für ein passendes »olfaktorisches Make-up« entscheiden. Da aber nun Ehepartner idealerweise ganz unterschiedliche Gene haben, sollten Männer zum Parfumkauf lieber ihre Frauen mitnehmen und sie selbst entscheiden lassen, was sie gern riechen. Außerdem sollte man sich eine Probe mitgeben lassen, damit sich der Duft auf der Haut der Angebeteten voll entfalten kann. Denn auch der pH-Wert der Haut, also deren natürlicher Säureschutzmantel, ihr Fettgehalt und die Mikroorganismen lassen einen Duft an jedem Menschen unterschiedlich riechen.

Um die Vielfalt aller Düfte zu ordnen, unterteilen Parfumeure sie in Duftfamilien, die mit unterschiedlicher Gewichtung in Männer- und Frauendüften vorkommen: blumige und orientalische Düfte, vielseitige Chypredüfte, die schwere Noten wie Eichenmoos und Patschuli mit Zitrusnoten kombinieren, holzige Düfte von Zedern- oder Sandelholz, Fougère mit würzig-krautigen Noten und die leichten Zitrusdüfte, die für alle Sommerparfums ideal sind. Ein verführerisches Zusammenspiel all dieser Duft-Komponenten zu entwickeln, ist die große Kunst des Parfumeurs.

Welches Parfum zu Ihnen passt, hängt natürlich auch davon ab, wie Sie sich selbst sehen und der Welt präsentieren möchten. Zart mit romantischer Note? Dann sollten Sie einen Blumenduft wählen. Rose, Maiglöckchen oder Lavendel – über die Hälfte aller in Deutschland verkauften Parfums duften nach Blumen. Oder eher verführerisch? Dann passen Parfums mit orientalischer Note zu ihnen. Chypredüfte sind etwas für den klassisch-eleganten Frauentyp, der klare Farben und dezenten Schmuck liebt. Während Fougère mit seinen Düften nach Wald und Moos hauptsächlich in Männer- oder Unisexdüften zum Einsatz kommt. Eau de Toilettes für Männer dürfen gern nach Holz, Harz und Leder riechen. Manche mehr als andere, nach dem Motto: Nur wer kräftig riecht, kann auch ein starker Anführer sein. So läuft es schon im Tierreich: Man kann das Rudel nur beeindrucken, wenn man seinen Führungsanspruch in jeder Hinsicht geltend macht. Klar, dass der Boss deshalb den intensivsten Körpergeruch hat.

Welche Düfte bestimmte Männertypen an sich besonders mögen, hat eine Internet-Befragung ergeben. Der »holzige Mann« gibt sich als Naturbursche, erklimmt die Karriereleiter mit Leichtigkeit und bleibt seiner Duftmarke treu: einem Parfum mit Sandelholz und Vetiver – einer tropischen Graswurzel. Der »aromatische Mann« ist Egozentriker und riecht am liebsten sich selbst. Oder Parfums mit Salbei und Rosmarin. Der »orientalische Mann« ist ein verführerischer Charakter. Seine klare Zielsetzung, eine Frau zu erobern, verfolgt er mit den Duftnoten Vanille und Zimt. Der »Zitrus-Mann« hingegen gilt als Muttersöhnchen und wenig abenteuerlustig. Die Parfum-Auswahl überlässt er zumeist seiner Partnerin, freut sich aber über Düfte mit Orange und Bergamotte. Zitrusnoten sind auch bei Frauen beliebt, wobei Frauen öfter mal und je nach Gelegenheit die Duftnote wechseln. Wer tagsüber wie eine exotische Frucht riecht, kann abends durchaus mit schweren Patschuli- oder Moschus-Noten überraschen.

Individueller und zurzeit sehr in Mode ist die Parfumwahl nach Sternzeichen. Zur sensiblen Krebsfrau passen demnach Rosen- und Magnoliendüfte, kombiniert mit fruchtiger Frische und verführerischem Sandelholz. Die abenteuerliche und impulsive Widder-Frau unterstreicht ihr Persönlichkeitsbild mit weißem Flieder, Jasmin und warmen Gewürznoten. Und wenn man sich nicht entscheiden kann unter all den vielen Klassikern und neuen Trends: Das Parfum, das man selbst gern an sich riecht, sorgt für den stärksten Auftritt und ist damit genau das richtige.

Schlank und jung:
Düfte als Wunderwaffen

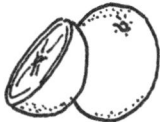

Machen Düfte schlanker? Diese Frage hatte den Chicagoer Neurologen Alain Hirsch schon lange beschäftigt. Bis er ein Rezept fand, mit dem man noch nicht einmal abnehmen muss, um schmaler auszusehen: In den Augen des Betrachters wirken Frauen um sage und schreibe sechs Kilo leichter, wenn sie ein Parfum mit blumigen Duftnoten benutzen. Ein Hauch Rosen, Veilchen oder Maiglöckchen statt Hungerdiäten mit Fatburner-Fitness? Hirsch nennt seine getestete Blumenmischung das »olfaktorische Äquivalent zum Längsstreifen«.

Und auch seine zweite Entdeckung klingt sensationell: Fruchtdüfte können das reinste Anti-Aging-Mittel sein. Jede Frau, die um Jahre jünger wirken möchte, sollte sich einfach ein paar Tropfen Pampelmusenduft auftupfen. Hirsch testete verschiedene Fruchtsäfte an Frauen und ließ Männer dann ihr Alter schätzen. Das überraschende Ergebnis: »Frauen, die nach rosa Pampelmusen rochen, erschienen bis zu sechs Jahre jünger, als sie waren.«

Inzwischen ist Hirsch als Unternehmer tätig und vertreibt mit seiner Firma kleine Körnchen namens Sensa, die zu einem Gewichtsverlust führen sollen, den man nicht nur im Geiste, sondern auch auf der Waage sieht. Sensa intensiviert angeblich den Geruch jedes Essens und stillt damit den Hunger schneller. Man streut es einfach über jede Mahlzeit und unterdrückt so den Appetit. Das Mittel ist in den USA erhältlich und wird in Deutschland gerade zugelassen. Seine Wirksamkeit ist allerdings unter Wissenschaftlern umstritten.

Die Idee, mit Düften den Appetit zu regulieren, gibt es schon seit einigen Jahren. Sie entstand unter anderem durch die Entdeckung, dass in den Riechzellen der Nase die Rezeptoren für zwei der gewichtsregulierenden Hormone, Leptin und Orexin, vorkommen, die man sonst nur im Sättigungszentrum des Gehirns findet. Von Leptin wissen wir, dass Fettzellen dieses Hormon abgeben und damit dem Gehirn signalisieren, dass genug Nahrung vorhanden ist. Wenn Leptin fehlt, spüren wir dagegen einen richtigen Heißhunger. Wie man aus diesem Wissen neue Konzepte zur Bekämpfung des Übergewichts, der Pandemie dieses Jahrhunderts, entwickeln könnte, lässt sich noch nicht absehen. Anderen Ansätzen fehlt ebenfalls bisher der rechte Erfolg. Weder funktionieren Anti-Düfte, die Schokolade und Kartoffelchips in fade Kost verwandeln sollen, noch klappt der umgekehrte Weg, die Aromen per Duftspray im Überfluss anzubieten. Das »Pommes-Spray« einer amerikanischen Wissenschaftlerin und auch seine Variationen »Chips«, »Schoko« und »Erdnuss«

machten nicht satt, sondern führten – im Gegenteil – dazu, dass die Probanden noch mehr Lust auf die verbotenen Kalorienbomben bekamen, weil ihr Verdauungssystem sich schon auf die ankommende Nahrung vorbereitet hatte und nun mit Hungergefühl reagierte.

Natürliche Düfte und ätherische Öle sind da Erfolg versprechender. Für leidenschaftliche Schokoladenesser empfiehlt sich besonders der Vanilleduft. Er soll nicht nur den Heißhunger bremsen, sondern dämpft ganz allgemein die Lust auf Süßes. Bei Tests mit Übergewichtigen wurden Duftpflaster auf die Haut geklebt. Hundert Pflaster waren mit echter Vanille beduftet, hundert mit einem Placebo. Tatsächlich aßen die Teilnehmer aus der Vanillegruppe anschließend nur noch halb so viel Schokolade und tranken bedeutend weniger süße Limonade, die Placebo-Gruppe dagegen naschte weiter wie bisher. Ein Grund dafür ist vermutlich das Serotonin. Vanille fördert die Ausschüttung dieses Glückshormons, das ja auch durch Süßigkeiten und Schokolade vermehrt produziert wird. Wer aber schon durch den Duft von Vanille gut gelaunt und zufrieden ist, verspürt offenbar keine Sehnsucht mehr nach Süßem und kann auf die dick machenden Stimmungsmacher verzichten.

Noch ein natürlicher Schlankmacher ist die Pfefferminze. Ein paar Tropfen Pfefferminzöl, auf ein Taschentuch getropft, beugen Heißhungerattacken vor und können ebenfalls den Appetit auf süße und fette Speisen mindern. Wer ein paar Mal am Tag daran riecht, kann sogar seine

Essgewohnheiten langfristig umstellen, weil Dickmacher einfach uninteressanter werden und man sie automatisch weglässt. Außerdem aktiviert Pfefferminze den Fettstoffwechsel, was ebenfalls der Figur dienlich ist und Leber und Galle anregt.

Düfte an sich sind also keine Kalorien fressenden Wunderwaffen, aber geschickt benutzt und richtig angewandt können sie durchaus Wunder bewirken.

Wie Düfte uns
zum Kaufen verführen

Sind Sie auch schon einmal – auf dringenden Wunsch Ihrer Kinder, versteht sich – zu McDonald's gegangen mit dem festen Vorsatz, heute nur einen leichten, kalorienarmen Salat zu essen? Und irgendwie wurde es dann doch wieder der McBacon mit Pommes. Weil er so saftig aussah? Oder weil es überall nach Gebratenem duftete? Tatsache ist: Sie konnten nicht widerstehen. Der Verstand denkt an die Gesundheit und die überflüssigen Pfunde, wird aber gar nicht mehr gefragt, wenn es zum Kauf kommt.

Düfte verführen uns zum Konsumieren – jeden Tag. Sie wecken unseren Appetit, zaubern gute Stimmung oder entführen uns in ferne Kinderzeiten. Wenn wir das Meer riechen, sehen wir plötzlich Bilder von sorglosen Sommerferien vor uns: Vater mit seiner unsäglichen Badehose und Mutter, die sich im Strandkorb sonnt. Und wir spüren das Gefühl, das uns damals begleitete: endlich Ferien, keine Lehrer, für immer frei. »Frische Meeresbrise« heißt dieser Duft in seiner synthetischen Form. Versprüht, um solche

Glücksgefühle hervorzurufen und das sehnsuchtsvolle Kind im Kunden anzusprechen. Zum Beispiel im Reisebüro, wo der künftige Urlauber lieber zügig eine Entscheidung für einen Urlaub am Meer fällen soll als allzu kritisch über seinen Kontostand nachzudenken.

Marketingexperten sprechen von »atmosphärischen Reizen«, wenn Frühlingsdüfte helfen, die aktuelle Sommermode zu verkaufen, oder Zimt- und Orangenduft heimelige Weihnachtsstimmung in die Läden zaubern. Einige Hotelketten versuchen, mit dem Geruch von weißem Tee das Heile-Welt-Gefühl zu erzeugen. Schon in der Lobby empfängt den Gast der verführerische Duft und ist damit wichtiger Teil des gezielten Großangriffs auf seine Sinne. Natürlich stimmen auch Möbeldesign und Farben, im Hintergrund erklingt angenehme Musik. Die Manager wissen: Die ersten zehn Minuten sind entscheidend dafür, ob der Gast sich wohlfühlt und gern wiederkommt. Dass der Duft in diesem Falle von einer Maschine in die Luft geblasen wird, stört niemanden.

In Supermärkten heißen solche Maschinen Backautomaten. Sie verströmen den Duft frischer Brötchen und leckerer Kuchen. »Air Design« funktioniert mit Orangenduft beim Obsthändler genauso gut wie mit Cappuccino-Aroma im Café um die Ecke. Brauche ich noch Kaffee? Will ich wirklich noch ein Stück Kuchen essen? Das fragt sich ein Kunde seltener, wenn sein Verstand von verführerischen Düften umnebelt wird, die einzig auf seinen Bauch zielen.

Aber auch wenn es nicht ums Essen geht, wirken Düfte Wunder: Studien haben gezeigt, dass Kunden tatsächlich länger in Geschäften bleiben, die angenehm riechen. Ihre Kaufbereitschaft steigt um 15 Prozent, und sie neigen häufiger zu Spontankäufen. Der Verkäufer wirkt plötzlich kompetenter und das Preis-Leistungs-Verhältnis attraktiver. Da kann es sich für eine Blumenhandlung lohnen, Rosenduft im Verkaufsraum zu versprühen, wenn es am Freitag noch zu viele Rosen gibt, die übers Wochenende zu verwelken drohen. Die Kunden werden automatisch mehr Rosen kaufen, obwohl sie eigentlich mit dem festen Vorsatz in den Laden kamen, ganz andere Blumen zu verschenken.

Der Käufer ahnt meist nichts von den raffinierten Sinnesreizen, denn die Düfte werden so sparsam dosiert, dass zwar die »Wahrnehmungsschwelle« erreicht wird, wie Marketingfachleute sagen, die Düfte aber nicht identifiziert werden können. Erst bei der »Erkennungsschwelle« weiß man, um welchen Duft es sich handelt und bei der »Unterschiedsschwelle« kann man ihn von anderen Düften unterscheiden. Meist braucht man dabei jeweils eine zehnmal höhere Dosis.

Für Duft- und Werbekritiker ist das natürlich pure Manipulation. Zu bunten Werbebildern und lautstarken Sprüchen kommt nun auch noch der Duft. Manchmal ist das glatte Täuschung, wenn zum Beispiel Kunststoffhandtaschen oder -schuhe mit Lederduft besprüht werden. In der Marketingsprache heißt das dann »Simulationsfunktion« eines Duftes. Die meisten Firmen benutzen Düfte aber in erster Linie, um Kunden zu werben, zu halten und ihren eigenen Wiedererkennungswert zu steigern. Die Corporate Identity beschränkt sich längst nicht mehr auf Firmenlogo und Briefpapier, sondern wirkt viel nachhaltiger, wenn alle Sinne angesprochen werden. »Brand Scent«, der Duft der Marke, soll ihren Wert widerspiegeln und den Kunden binden. Wie bei der Modemarke Abercrombie & Fitch, deren teure Jeans und T-Shirts weltweit gleich riechen: wie frisch geduscht mit einem Hauch von Moschus. Und auch beim Fernsehkauf funktioniert das, wenn zum Beispiel die Firma Samsung ihre Geräte seit Langem mit demselben Duft versieht. Diesen typischen Geruch kennt der Käufer dann vielleicht schon aus der Kindheit und findet den Fernseher gleich viel vertrauter und hochwertiger als andere Geräte.

Visuelle Eindrücke wirken intensiver und bleiben besser im Gedächtnis, wenn Gerüche hinzukommen. Der Geruch aktiviert dabei oft die gleichen Gehirnregionen wie ein Bild. Wenn man also einen Donut riecht, entsteht im Kopf auch das Bild eines Donuts, verknüpft mit dem Firmenlogo – so man es kennt. Irgendwann könnte es sich der Donut-Hersteller also sparen, überall Bilder seines Produkts aufzukleben, der Duft allein wäre ausreichend für die Werbung.

Neuwagenduft?
Einfach unwiderstehlich!

Ein neuer Wagen riecht hauptsächlich nach Geld und Luxus. Nach den vielen tausend Euro, die wir lange gespart haben, um in diesem jungfräulich glänzenden, kratzer-, beulen- und schokofleckfreien Traummobil durch die Straßen des Lebens zu rollen, ausgestattet mit einer Elektronik, die Polar- und Wüstenexpeditionen zum Kinderspiel macht. Nur für den Fall, dass wir da mal hinwollen und nicht ins Büro, zum Supermarkt oder zum Zahnarzt. Kurz gesagt: Ein Neuwagen macht seinen Besitzer stolz, und man riecht ihn gern. Niemals käme man auf die Idee, dass dieser Duft die reine Notlösung und gar nicht zu verhindern ist.

Bei der Produktion werden nämlich Materialien verarbeitet, die ganz unterschiedliche, durchaus nicht immer attraktive Eigengerüche mitbringen. Allen voran Kunststoffe. Im Autobau steigt die Zahl der Kunststoffbauteile beständig, weil sie leicht und exakt formbar sind. Sie helfen dadurch, den Benzinverbrauch zu reduzieren, und passen sich modernen Konstruktionen sehr genau an. Dazu kommen Stoffe, Gummi und Leder, die sorgfältig ausgewählt und vor der Verarbeitung intensiv getestet werden. Schließlich sollen sie unter Sonneneinstrahlung und bei hohen Temperaturen nicht anfangen zu stinken. Dazu beschäftigen die Hersteller ganze Teams von Designern, unter ihnen Duft-Spezialisten mit Supernase.

Ganz eliminieren lassen sich die Gerüche allerdings nicht. Auch Gerbstoffe und Lösungsmittel, Weichmacher und UV-Absorber, Lacke, Kleb- und Schaumstoffe hinterlassen ihre Duftmarken, so dass das Ziel, einen geruchsneutralen Wagen vom Band laufen zu lassen, nie ganz erreicht wird. Wer nie einen Neuwagen gekauft hat und deshalb kein emotional aufgeladenes Verhältnis zu seinem Duft hat, würde ganz klar sagen: Der Wagen stinkt. Den Käufer hingegen stört das nicht. Viele Fahrer sind sogar so begeistert von dem Duft, dass sie mit Sprays und unter den Sitz geklebten Plättchen und Streifen versuchen, den Geruch so lange wie möglich zu erhalten. Wunderbäume mit der Duftnote »New Car« gehören zu den meistverkauften Papptannen und eignen sich durch ihre penetranten Ausdünstungen auch dazu, noch schlimmere Gerüche zu überdecken. Der Fachmann nennt das »maskieren«: Das Auto stinkt zwar immer noch nach Zigaretten und feuchten Fußmatten, aber der Wunderbaum stinkt intensiver. Oft verursacht er dafür leider Kopfschmerzen, wenn er unseren Warn- und Schmerznerv Trigeminus aktiviert.

Für Autohersteller gibt es angesichts der weitverbreiteten Begeisterung für den Neuwagenduft wenig Anlass, nach Alternativen zu suchen. Zumal niemand weiß, ob die Käufer identifizierbare Düfte wie Minze, Menthol oder frisches Gras überhaupt mögen. Hinzu kommt, dass Düfte in Autos sogar gefährlich sein können, wie eine britische Untersuchung herausgefunden hat. Der Royal Automobile Club warnt vor Jasmin, Kamille und Lavendel, denen zwar ein beruhigender Einfluss auf hitzige Fahrer, aber auch eine einschläfernde Wirkung nachgesagt wird. Beim Geruch von frischem Brot wird der Fahrer hungrig und drückt allzu sehr aufs Gas, um schneller nach Hause zu kommen. Frisches Gras und Blumen klingen harmlos, verleiten jedoch zum Träumen. After Shaves und Parfums locken die Gedanken des Fahrers gar auf erotische Abwege und gehören deshalb eigentlich gänzlich verboten. Besser sind Zitronen- und Kaffeeduft mit ihrer konzentrationsfördernden Wirkung. Und Pfefferminze, die den Fahrer weniger reizbar macht. Herausragend schnitt beim Test jedoch nur eine einzige Duftnote ab. Sie allein konnte den Fahrer zu umsichtiger Fahrweise und zur Vorsicht bewegen. Dieser Duft – Sie ahnen es – ist der Neuwagenduft.

Der süße Duft der Heimat

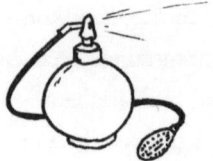

Wonach riecht Island? Nach Eis und viel Grün, so dachte man bis zum Frühjahr 2010. Doch dann brach der Vulkan aus, spuckte seine Asche in den Himmel und brachte die isländische Künstlerin Sigrun Lilja Gudjonsdottir auf die Idee, »die Kraft der isländischen Natur in die Häuser der Menschen zu tragen«. Und zwar mithilfe eines Parfums, das neben Zitrusnoten das Schmelzwasser des Vulkans enthält. EFJ Eyjafjallajökull sei ein »explosively terrific perfume« findet die Herstellerfirma Gydja.

Aber nicht nur in solchen Extremsituationen können Länder und Städte sehr verschieden riechen. Nach Industrie und Verkehr, nach den Gewürzen, mit denen gekocht wird, nach ihren Bewohnern. In London weht ein typisches Gemisch aus heißer Luft und abgeriebenem Gummi durch die Tunnel der U-Bahn. Besonders penetrant rochen die DDR-Züge, mit denen man einst nach Berlin reiste. Ein atemberaubender Desinfektionsgeruch empfing den ungeliebten Fahrgast aus dem Westen und mischte sich – kombiniert mit dem beißenden Gestank von Schwefeldioxid aus der Braunkohleverbrennung – zu dem einzigartigen Bitterfelder Geruchscocktail. Dennoch gab es Einwohner der Stadt, für die dieser Geruch etwas Vertrautes war: der Geruch ihrer Heimat. Für manchen Menschen, der seinen Geruchssinn verloren hat, ist es sogar schlimmer, die heimatlichen Gerüche nicht mehr wahrnehmen zu können als auf den Geschmack beim Essen und Trinken zu verzichten. Denn mit dem Heimatduft verlieren sie eine Vertrautheit, die sie zeitlebens begleitet hat, und ein Gefühl der Geborgenheit, das sie nirgends mehr finden.

Die Berliner Luft, Luft, Luft mit ihrem holden Duft war schon Ende des 19. Jahrhunderts in aller Munde. Als Synonym eines Lebensgefühls hatte sie der Komponist Paul Lincke in der Welt berühmt gemacht, später wurde sie der erste Städteduft, den Touristen als Souvenir in einer Dose mit nach Hause nehmen konnten. Wie Berlin heutzutage riecht, hat die Duftkünstlerin Sissel Tolaas herausgefunden. In ihrem Berlin-Parfum Northsoutheastwest fängt sie die Kebab-Buden von Neukölln ebenso ein wie die Sonnenstudios von Reinickendorf und die Schuhgeschäfte in Berlin-Mitte. Seit Jahren sammelt die Künstlerin mithilfe einer speziellen Technik Duftmoleküle ein und hat Tausende in ihrem Berliner Atelier-Labor analysiert. Ihre Projekte sind legendär, denn sie begeistert sich auch für Kamelmist, Angstgerüche und Männerschweiß. Für das Militärhistorische Museum in Dresden kreierte sie jüngst einen Duft mit dem Namen »Gestank des Krieges« – eine Mischung aus verwesendem Fleisch, Erde, Holz, Schweiß und Schwarzpulver, der dem Besucher auf Knopfdruck in die Nase steigen soll. Sissel Tolaas ermittelte auch »dem Ruhrpott sein Duft« – eine Komposition aus Kohlenstaub, Steinen, abgeschabter Farbe und Rost, die erstmals vor dem Förderturm der Zeche Zollverein versprüht wurde.

Parfumeure entwickelten ein Hamburg-Parfum. Einen Duft der Freiheit, bestehend aus Fischmarkt und Schlepperdiesel? Keineswegs! »Zitate von grünem Pfeffer« finden sich in der Kopfnote – angelehnt wohl an die berühmten Pfeffersäcke der Stadt. Sie gehen mit Patschuli, Rose und Bergamotte eine »facettenreiche Harmonie« ein, wie die Experten betonen. Einen echten »City-Duft« hat auch Krefeld, weitgehend unterschätzt im öffentlichen Interesse, denn wer weiß schon, dass Krefeld die Samt- und Seidenstadt ist? Dieses Verdienst wird mit Düften aus Ginko, Rose und Sandelholz gewürdigt.

Doch wer ehrlich ist, muss feststellen: Städte riechen nicht immer elegant. Das hessische Fritzlar beispielsweise umweht der bodenständige Duft nach Sauerkraut, weil die Firma Hengstenberg dort eine der größten Sauerkrautfabriken der Welt betreibt. Die Stadt Salzburg leidet alljährlich zu den Festspielen unter dem beißenden Uringeruch der Fiaker-Pferde. Und Paris? »Paris will immer nur Chanel N°5 sein«, sagt Sissel Tolaas. »Für mich ist Paris Bäckereien, Metro und Hundescheiße.«

Körperdüfte und ihr
widersprüchliches Dasein

Wo alle stinken, riecht keiner

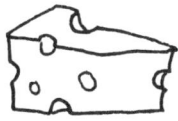

Die tägliche Dusche samt Duschgel und anschließend Deo scheint uns heute unverzichtbar. Das war nicht immer so, und wahrscheinlich hätten wir vor einigen Hundert Jahren mit unseren modernen Nasen gefunden, dass alle ziemlich widerlich riechen. Aber die Menschen waren unter ihresgleichen und lebten nach dem Motto: Wo alle stinken, riecht keiner. So ist überliefert, dass der Franzose des 17. Jahrhunderts sich damit begnügte, seine Hände gelegentlich in warmes Wasser zu tunken. Er wäre niemals auf die Idee gekommen, den ganzen Körper einer, wie man glaubte, kräftezehrenden Waschung zu unterwerfen. Zweimal baden soll auch dem Sonnenkönig Ludwig XIV. gereicht haben – im Leben. Hatten nicht die dekadenten Nachbarn des Römischen Reiches stundenlang in Dampf und warmem Wasser gehockt und sich den Dreck gar mit Metallschabern von den Körpern gekratzt? Und man hatte ja schließlich gesehen, wohin das führt!

Wir Nordeuropäer hatten übrigens bei durchreisenden Amerikanern den Ruf, zwar unsere Häuser und Straßen zu schrubben, es mit der Reinigung unserer Körper aber nicht so genau zu nehmen. Dass die Amerikaner ihre Eindrücke zudem noch niederschrieben, hat womöglich zur nachhaltigen Überzeugung ihrer Landsleute beigetragen, die Deutschen und überhaupt alle Europäer seien etwas schmuddelig, was die persönliche Hygiene angeht.

»Mehr als im Auge oder in der Nase existiert Sauberkeit im Geiste des Betrachters«, schreibt Katherine Ashenburg, die der Geschichte des Waschens ein ganzes Buch gewidmet hat. Die Kultur der Sauberkeit, das belegt die kanadische Autorin mit vielen Beispielen, hängt von religiösen, sozialen und historischen Bedingungen ab. Die Römer liebten es, den halben Tag mit einem wohlriechenden ätherischen Öl im Bad zu verbringen. In Cäsars Armee trugen sogar alle Soldaten den gleichen Duft. Die frühen Christen gingen dagegen äußerst sparsam mit Wasser um. Andere Religionen hatten komplizierte Reinheitsgebote, auch die Juden. Doch Jesus, der Rebell, widersetzte sich ihren rituellen Waschungen. Konnte man die Sünde abwaschen? Nein. Nur Pharisäer versuchten, das Äußere zu reinigen, um von innerer Unreinheit abzulenken. So scheuten auch die Spanier das Wasser ganz bewusst, um sich von den reinlichen Muslimen zu unterscheiden, die ihnen geradezu zwanghaft und ohnehin suspekt erschienen. Erst als die Ritter von den Kreuzzügen zurückkehrten, brachten sie die Freuden der Hamams und der türkischen Badehäuser mit. Deutschland, England, ganz Europa badete im warmen Wasser und gönnte sich gläserne Spiegel und seidene Stoffe nach arabischer Art. Ein dramatisches Ereignis machte alle Freuden zunichte: Die Pest brach aus. Bis Mitte des 14. Jahrhunderts hatte der Schwarze Tod fünfundzwanzig Millionen Europäer dahingerafft und gleichzeitig alle Badekultur beendet. Wasser, zumal warmes Wasser, wurde zum erklärten Feind, weil es die Poren öffnete und so die verpestete Luft angeblich in den Körper eindringen konnte. Als Gegenmittel verwendete man wohlriechende Essenzen wie Lavendel, um die Seuche zu bekämpfen.

Erst allmählich kehrte das Wasser zurück. Mediziner entdeckten die Hygiene, Waschen wurde zum Zeichen von Zivilisation. Nach dem Zweiten Weltkrieg hatten in Deutschland nur zehn Prozent aller Wohnungen eine Badewanne, später wurden alle Wohnungen mit Badezimmern ausgestattet. Die größten Sauberkeits-Fans sind die Amerikaner. Zwischen 1994 und 2004 verdreifachte sich die Größe amerikanischer Badezimmer. Unnötig zu sagen, dass auch eine Amerikanerin den Deo-Roller erfand: Helen Barnett Diserens ließ sich dazu Ende der vierziger Jahre vom eben erst entwickelten Kugelschreiber inspirieren.

Napoleon liebte es ungewaschen

Napoleon Bonaparte bevorzugte im Allgemeinen das gerade in Mode gekommene Eau de Cologne 4711, von dessen frischem Duft er sich Linderung für sein Magenleiden versprach. Er soll monatlich mehr als sechzig Liter davon verbraucht haben und sprühte nicht nur sich selbst damit ein, sondern auch seine Zimmer und sogar sein Pferd. Doch wenn er nach einem anstrengenden Feldzug in die Heimat zurückkehrte, freute er sich auf eine ganz persönliche Note: den Körpergeruch seiner Frau Joséphine. Davon durfte es dann ruhig etwas mehr sein. »Wasche dich nicht, ich komme!« lautet die legendäre Botschaft, mit der er sich bei seiner Gattin anzukündigen beliebte. Und sie, eine Meisterin der olfaktorischen Verführungskünste, unterstrich das vermutlich intensive Dufterlebnis noch mit einem Hauch von Moschus.

Heutzutage bemühen wir uns, Körperdüfte unter allen Umständen zu vermeiden, denn spätestens seit der Erfindung von Seife und Deo gelten sie als anrüchig und unzivilisiert. Tiere dürfen stinken und sich nach Herzenslust gegenseitig beschnüffeln. Menschen müssen nach Parfum duften und dürfen höchstens vorsichtig Küsschen austauschen, um den Geruch des Gegenübers wahrzunehmen. Ihre animalische Vergangenheit mit all ihren Geruchsbotschaften behalten sie lieber für sich und überlassen es Schriftstellern, von dunklen Gerüchen und wissbegierigen Nasen zu schwärmen.

Dennoch: Jeder weiß, manche Menschen »kann man nicht riechen«, bei anderen dagegen stimmt die Chemie. Allerdings spricht man nicht gern darüber. Ihr erotisches Potenzial entfalten Körperdüfte ganz im Geheimen. Man kann nicht genau sagen, warum man sich verliebt, nur die Nase könnte darüber Auskunft geben. Denn sie sucht den passenden Partner aus, ohne Rücksicht auf Vernunft, Schönheit und akzeptablen Kontostand. Und zwar rein biologisch und allein zum Wohl des zu erwartenden Nachwuchses. Dass unsere Nase bei der Wahl gelegentlich danebenliegt und der wohlriechende Idealpartner sich als bindungsunfähiger Workaholic oder verantwortungsloser Langweiler entpuppt, muss man bei so einer pragmatischen Auslese einkalkulieren. Und leider wird unsere Nase trotz solcher Erfahrungen auch beim nächsten Versuch nicht klüger sein. Den persönlichen Duft des anderen zu erkunden, gehört in jedem Fall zum Abenteuer des Kennenlernens und beflügelt die Leidenschaft auf vielfältige Art. Manchmal mit, manchmal ohne den zusätzlichen Reiz eines Parfums.

In einer Umfrage antwortete die Hälfte aller Frauen

auf die Frage »Gibt es Gerüche, die Sie sexuell stimulieren?«, dass sie ihren Partner gern und sogar am liebsten ohne jedes Parfum riecht. Künstlich beduftet riechen noch 44 Prozent aller Frauen ihren Geliebten gern, immerhin ein Viertel der befragten Frauen findet den Geruch nach dem Geschlechtsverkehr erregend und ein Fünftel weiß sogar den Achselgeruch des Mannes zu schätzen – Mehrfachnennungen selbstverständlich erlaubt. Den Männern ist das Artifizielle nicht so wichtig. Sie mögen Frauen mit oder ohne Parfum, als Odeur d'amour sind Körperdüfte genauso wirksam wie teure Wässerchen.

Doch Gerüche funktionieren auch umgekehrt und können sich als wahre Liebeskiller erweisen. Absolute Spitzenreiter sind dabei käsige Schweißfüße und unangenehmer Mundgeruch. Und Vorsicht: Im Lauf einer Beziehung kann sich die Wahrnehmung des Partnerduftes ändern. Gerät die Liebe ins Wanken, registriert das auch die Nase. »Er stinkt mir« denken mehr Frauen als Männer, beklagen mangelnde Hygiene und schwindende körperliche Attraktivität. Aus Duft wird Gestank. Ist es erst so weit gekommen, stehen die Prognosen schlecht. Solche Partnerschaften gelten als hoffnungslose Fälle – selbst bei Eheberatern.

Männer, die wie Cowboys riechen

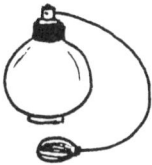

Früher durften Männer rauchen und nach Schweiß und Pferd riechen. Heutzutage ist der echte Kerl vor allem in gezähmter Version gewünscht. Muskelbepackt sollte er sein, aber bitte frisch geduscht, gründlich enthaart, sorgfältig desodoriert und anschließend mit einem herben After-shave beduftet – einer verlockenden Note, die die Natur selten so zustande bringt. Ungeachtet unserer empfindlich gewordenen Nasen stattet sie Männer noch immer mit einem kräftigen Körpergeruch aus und lässt sie, im Vergleich zu Frauen, viel intensiver riechen. Dieser Körpergeruch entsteht mit dem Schweiß und wird hauptsächlich unter den Achseln, auf der Kopfhaut, an den Genitalien und an Händen und Füßen gebildet.

Alle Menschen, egal ob Männer oder Frauen, besitzen drei bis vier Millionen Schweißdrüsen, die pro Tag bis zu zehn Liter Schweiß produzieren können. Neben 99 Prozent Wasser enthält er Salz, Ammoniak, Zucker und einen Mix aus individuell zusammengesetzten Säuren und einigen Duftstoffen. Frischer Schweiß riecht nicht unangenehm, der legendäre Schweißgestank entsteht erst, wenn

Bakterien und andere Mikroorganismen beginnen, ihn zu Buttersäure zu zersetzen.

Der Körper schwitzt, weil ihm heiß ist, denn der Schweiß sorgt durch Verdunstungskälte für Abkühlung. Man kann aber auch vor Aufregung schwitzen oder aus Angst. Solche emotionale Schweißbildung wird durch Hormone gesteuert. Besonders die Fett absondernden Talgdrüsen sind davon beeinflusst und lassen uns im Lauf unseres Lebens immer wieder unterschiedlich riechen. Als Baby duften wir noch betörend süß, ganz anders später als Kind, als pubertierender Jugendlicher, als Erwachsener oder als alter Mensch.

Dass die Duftnote unseres Schweißes nicht immer und überall gut ankommt, ist ein Problem. Kurz gesagt: Es gibt Menschen, die stinken. Manch einer riecht unangenehm aus dem Mund, manch anderer weiß, dass er niemals und unter keinen Umständen in der Öffentlichkeit die Schuhe ausziehen sollte. Doch dann sind da noch die Ahnungslosen. Sie wissen nicht einmal von den Qualen, die sie verursachen. Ein Problem, das viel diplomatisches Geschick erfordert: Wie sage ich es meinem Kollegen? Und natürlich stellt sich die interessante Frage: Wie rieche ich selbst eigentlich? Stinke ich womöglich auch? Nicht leicht zu beantworten, denn der eigene Geruch fällt uns meistens gar nicht auf, weil er uns ständig umgibt und unsere Nase sich an ihn gewöhnt hat. Es ist also ein bisschen Abstand nötig, damit wir uns riechen können. Schnuppern Sie doch mal an der Kleidung vom Vortag. Schlimm? Ein Anti-

Transpirations-Spray und ein frisches Hemd zum Wechseln (Baumwolle!) in der Schreibtischschublade können helfen. Das Rasieren der Achselhaare reduziert den Geruch.

Doch nicht nur Schweiß kann für unsere Umwelt eine Belästigung sein. Um den eigenen Mundgeruch zu testen, reicht es, in die hohle Hand zu atmen und den Atem zu prüfen. Oder Sie reiben mit einem Tuch die Zunge ab und testen dann, wie es in Ihrem Mund riecht. Die Ursache für Mundgeruch liegt übrigens in den allermeisten Fällen – bis zu 90 Prozent – im Mund selbst. Mangelnde Zahnhygiene, aber auch Entzündungen oder Infektionen im Nasen-Rachenraum können dafür verantwortlich sein. Wer Zweifel am eigenen Wohlgeruch hegt, fragt am besten seine Mitmenschen. Dem Ehepartner macht man ohnehin nichts vor, er wird offen und ehrlich Auskunft geben. Und der Kollege antwortet womöglich erleichtert, wenn man ihm eine Brücke baut und fragt: »Rieche ich eigentlich aus dem Mund? Ich habe gestern Knoblauch gegessen.« Das einzige Problem: Mit der Antwort müssen Sie leben können.

Interessant ist, dass bei chemischer Betrachtung manche Bestandteile von Parfums jenen Körpergerüchen gleichen, die wir eigentlich unbedingt vermeiden wollten. Im Narzissenöl finden wir einen Stoff, der auch im weiblichen Achselschweiß vorkommt, und im Moschus steckt ein männlicher Sexuallockstoff. Einen Hauch von Cowboy wollen wir eben doch nicht missen.

Über die Nase
zum Herzen einer Frau

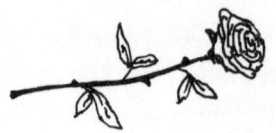

Manchmal sind es nur Sekunden, die entscheiden. Ein Anflug, eine Ahnung. Da mag einer noch so ein kantiges Kinn haben, ein nettes Lächeln, strahlend blaue Augen – wenn die Nase nur den leisesten Zweifel anmeldet, taugt der attraktive Typ an der Bar höchstens noch zum guten Freund. Frauen haben einen instinktiven Riecher für den richtigen Mann. Sei es auf der Suche nach erotischen Abenteuern oder nach dem Partner fürs Leben.

Dass Frauen so feine Nasen haben, mag mit ihrer ursprünglichen Rolle als Hausfrau und Köchin zusammenhängen. Sie mussten entscheiden, welche Nahrung essbar und frisch war. Verdorbenes Fleisch, giftige Pilze und schimmelige Körner sortierten sie aus. Nicht nach Augenmaß, sondern mithilfe der Nase.

Auch die Partnerwahl hat archaische Wurzeln. In Zeiten ohne Hochleistungsmedizin war eine stabile Gesundheit die einzige Gewähr für das Überleben. Frauen suchen sich deshalb Partner, deren Genpool möglichst verschieden von ihrem eigenen ist. Nur mit einer breit angelegten genetischen Ausstattung entwickeln die Kinder eine verlässliche Immunabwehr, die sie optimal gegen Krankheiten schützt. Wird die Frau dagegen mit dem erstbesten Vetter vermählt, wie in alten Königshäusern üblich, können sich die »schlechten« rezessiven Gene von Erbkrankheiten durchsetzen, die sonst einfach unterdrückt werden. Bestes Beispiel dafür sind die Habsburger. Sie vererbten nicht nur die harmlose »Habsburger Lippe« weiter, sondern auch schwere Erbkrankheiten, die mit der starken Inzucht des Herrscherhauses in Verbindung gebracht wurden. Dies könnte ein wesentlicher Grund für den Untergang des Adelsgeschlechts gewesen sein.

Die Duftwahrnehmung wird von den Genen bestimmt, genau wie der eigene Körpergeruch. »Gegensätze ziehen sich an«, sagt der Volksmund, wenn eine sanfte Fee sich einen wilden Macho sucht. Doch ist sie erst mal schwanger, hat die Evolution andere Interessen, nämlich die gesicherte Sorge um den Nachwuchs. Dann soll sich der Abenteurer plötzlich zum Familienvater wandeln. Ein Dilemma, das nur einen Schluss zulässt: Entweder wenden sich die Frauen an die Verwandtschaft, die ohnehin daran interessiert ist, die eigenen Gene erfolgreich in die Welt zu schicken, oder sie brauchen zwei Männer. Einen für die Zeugung und einen für danach. »Gemischte Partnerstrategie« nennt das der Biologe Jan Havlicek von der Prager Universität. Er sieht deutliche Unterschiede in der Duftvorliebe von Frauen schon innerhalb eines Zyklus: Zum Zeitpunkt des Eisprungs wünschten sich seine Versuchs-

studentinnen einen dominanten Mann mit Zeugungs-
potenzial, während sie in ruhigeren Hormonzeiten zum
verlässlichen Lebensgefährten tendierten – wie übrigens
genauso während der Schwangerschaft. Klug ausgedacht
von der Natur. Doch immer mehr Frauen nehmen die
Pille, die so tut, als sei die Frau schon schwanger. Braucht
sie da noch einen Erzeuger? Natürlich nicht, wie der Wissenschaftler Claus Wedekind herausfand. Wenn Frauen
die Pille nehmen, neigen sie mehrheitlich dazu, sich die
»falschen« Männer auszusuchen, weil ihre hormongesteu-
erte Nase sie in die Irre leitet. Setzen sie dann die Pille ab,
bemerken sie ihren Fehler und sind enttäuscht. Manche
Forscher glauben sogar, dass die hohen Scheidungsquoten
mit der späten Erkenntnis zusammenhängen: »Eigentlich
kann ich den gar nicht riechen.«

Unliebsame Überraschungen lauern auch beim belieb-
ten Dating per Internet. Einige Firmen bieten deshalb bereits den Duft-Schnelltest für den idealen Partner an: Per
Speichelprobe wird man genotypisiert, die Partnerbörse
sucht dann den passenden Partner. Damit könnte sich die
Trefferquote erhöhen – vorausgesetzt, der Traumpartner
war beim Test dabei. Vielleicht hatte er auch keine Lust,
die Gebühren zu zahlen. Dann bliebe wieder einmal nur
der Offline-Modus: immer der Nase nach.

Pheromone – der Duft der Leidenschaft

Ein Hauch ihres Parfums und er verliert den Verstand, das richtige Rasierwasser und sie sinkt danieder. Welch ein Traum. Einmal Sitte, Anstand und zeitraubenden Smalltalk vergessen und sich sofort den elementaren Dingen zuwenden. Einer, der weiß, wie's geht, ist der Eber. Von der Natur mit einem korkenzieherartig geformten Penis wenig begünstigt, braucht er eine geduldige Partnerin. Sein Trick sind zwei Pheromone – Androstenon und Androstenol. Kaum hat er diese Lockstoffe mit seinem Speichel aufgeschäumt, zeigt die Sau sich beeindruckt und verfällt in die sogenannte Duldungsstarre: Sie hält still und wirft ihn nicht ab, wie es sonst ihre Art ist. Allerdings wirkt das Zaubermittel nur zum Zeitpunkt ihres Eisprungs, sonst nicht.

Pheromone, griechisch für »Träger der Erregung«, sind körpereigene Stoffe, die zum Beispiel bei Stress und Angst oder auch bei sexueller Lust gebildet werden. Sie rufen bei Artgenossen reflexartig immer dieselbe, vorhersehbare

Reaktion hervor. Widerstand ist zwecklos, denn gegen die chemischen Kommandos können sie sich nicht wehren. Ein artfremdes Tier dagegen versteht sie nicht, weshalb der Eber mit seinem Duft niemals eine Ziege beeindrucken könnte. Pheromone sind wie eine Sprache, deren Botschaften von Sex, aber meistens von anderen lebenswichtigen Dingen handeln. »Alle mal herkommen, ich habe eine tolle Futterquelle entdeckt!« könnte so ein Pheromon-Befehl lauten, genauso: »Achtung Gefahr: Flieht so schnell ihr könnt!« oder: »Zutritt verboten, dies ist mein Revier!« Forscher schätzen, dass Mäuse über ungefähr dreihundert Pheromonrezeptoren und entsprechend viele Duft-»Wörter« verfügen. Selbst Pflanzen können Pheromone produzieren, um sich gegenseitig zu warnen. Der Salbei sendet zum Beispiel Duftstoffe in ganzen Schwaden aus, wenn Schädlinge nahen, damit andere Salbei-Pflanzen rechtzeitig mit der Produktion von Abwehrstoffen beginnen können.

Verstehen auch Menschen ihre Artgenossen manchmal wortlos? Merken wir, wann jemand Angst hat, uns warnen will oder bereit ist zum Sex? Machen Pheromone Männer für Frauen unwiderstehlich? Lange hatte die Wissenschaft angenommen, der Mensch habe die Fähigkeit verloren, solche Lockstoffe überhaupt zu bilden oder zu empfangen. Schließlich besitzen Tiere ein eigenes Organ für chemische Signale, das Vomeronasalorgan, das beim Menschen zwar noch existiert, aber funktionslos ist. Inzwischen fanden Wissenschaftler jedoch zwischen den normalen Riechzellen in der Nasenschleimhaut Zellen, die Rezeptoren für menschliche Pheromone tragen. Sie begannen weiter zu forschen. Einer der bekanntesten Versuche wurde mit Androstenon durchgeführt, das nicht nur im Eberspeichel, sondern in beachtlichen Mengen auch im Achselschweiß von Männern vorkommt. Im Wartezimmer eines Arztes wurden einige Stühle damit besprüht, andere nicht. Frauen setzen sich daraufhin bevorzugt auf die besprühten Stühle, während Männer den Duft gar nicht wahrzunehmen schienen. Das gleiche Experiment wurde mit Theatersitzen und Toiletten wiederholt – mit demselben Ergebnis. Die anziehende Wirkung des lebenden Objekts »Mann« wurde nicht getestet. Doch warum sollte das Androstenon nicht wirken, wenn Männer es abgeben?

Auch der Verhaltensforscher Karl Grammer aus Wien forschte mit Androstenol und seinem Abbauprodukt Androstenon. Er ließ Frauen an Tüchern mit diesen Pheromonen schnuppern. Wildesten Männerträumen zum Trotz rief zwar das Androstenol einhellig Glücksgefühle hervor, das Androstenon hingegen wurde von den Frauen als ziemlich scheußlich empfunden – außer von jenen, die gerade ihren Eisprung hatten. Von Hormonen umnebelt, fanden sie den leicht muffigen Urin-Odeur des Androstenons deutlich weniger übel.

Umgekehrt senden Frauen mit ihrem Vaginalsekret Lockstoffe aus, wie die Wiener Wissenschaftler entdeckten. Eine Mischung aus Fettsäuren, die sogenannte Kopuline enthält, soll Männern im Unterbewusstsein signalisieren, dass Frauen empfängnisbereit sind. Über hundert Test-Männer beurteilten Frauen auf Fotos, während sie drei verschieden starke Kopulin-Gemische im Vergleich zu reiner Luft rochen. Vor allem der schwache Duft gefiel ihnen. Plötzlich sahen die Frauen deutlich attraktiver aus. Besonders vorteilhaft schnitten weniger schöne Frauen ab: Sie gewannen durch die Duftsignale stark an Anziehungskraft.

Natürlich versuchen Parfumhersteller, aus diesen Erkenntnissen endlich den ultimativen Duft der Verführung zu komponieren – unwiderstehlich und mit wissenschaftlicher Erfolgsgarantie. Bisher waren dafür animalische Noten wie Ambra, Moschus oder andere Tier-Pheromone beliebt. Über die Herkunft der wachsartigen Ambra, die auf dem Meer treibend gefunden wurde und die unverdaulichen Nahrungsteile des Wals umschloss, macht sich schon Herman Melville in *Moby Dick* lustig: »Wer würde vermuten, dass vornehme Herren und Damen sich an Essenzen laben, die in den schmählichen Gedärmen eines kranken Wals gefunden werden. Und doch ist es so ...« Ambra, holzig, balsamisch, etwas tabakartig wurde gern kombiniert mit Moschus, dem Urinsekret des Moschusochsen, und Zibet, den fäkalisch-sauren Absonderungen der Analdrüse der gleichnamigen afrikanischen Schleichkatze. Allen dreien wird eine aphrodisierende Wirkung nachgesagt, die sie bei den entsprechenden Tieren nachweislich auch haben.

Als Parfum-Ingredienzien sind Pheromone angeblich die reine Zauberdroge. Ein Tropfen kann den Angebeteten vollständig betören, selbst der schüchternste Bewerber wird zum begehrten Sexobjekt, dem die Dame seines Herzens willenlos in die Arme sinkt. Heute gibt es diverse Hersteller, die Parfums angeblich mit menschlichen Pheromonen herstellen, sogar mit dem »echt erotisierenden Vaginalgeruch einer begehrenswerten Frau«. Das kann man ausprobieren, muss es aber nicht. Wissenschaftliche Untersuchungen zeigen: Es wäre auf jeden Fall übertrieben, auf öffentlich präsentierte Leidenschaft und vom Körper gerissene Kleidung zu hoffen. Achten Sie aber auf subtile Signale: Hat eine Frau gute Laune? Liegt ein Prickeln in der Luft? Ist ein gewisses Interesse an Sex spürbar? Experten schreiben solche Wirkungen dem Duft von Androstenol und Androstenon zu. Sie sorgten im Test nicht nur für bessere Stimmung, sondern kurbelten bei Frauen auch die Produktion eines Fruchtbarkeitshormons an.

Gar kein schlechtes Ergebnis dafür, dass es beim Menschen nur noch fünf Rezeptoren für Pheromone gibt. Etwas kümmerlich im Gegensatz zur Maus mag man finden, aber Forscher suchen weiter nach den Düften, die diese Rezeptoren wahrnehmen können. Wir vermuten sie im Angstschweiß des Menschen, in der Muttermilch und im Vaginalsekret. Für die wichtigsten Dinge im Leben scheint also gesorgt zu sein. Um den Rest muss sich dann doch der Verstand kümmern.

Warum man manche Menschen
nicht riechen kann

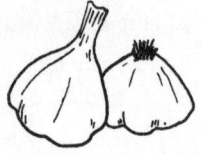

Die Nase ist eine mächtige Verbündete, wenn es um Sympathie oder Abneigung geht. »Der stinkt mir« muss nicht unbedingt heißen, dass dieser Mensch tatsächlich ungewaschen in einem verrauchten Jackett steckt. Trotzdem finde ich ihn abstoßend und »anrüchig«, im wörtlichen oder im übertragenen Sinn. Für solche Abneigungen gibt es persönliche und kulturelle Gründe. Vielleicht erinnert mich das Lavendelparfum einer Person an eine alte Tante, die sonntags regelmäßig zu Besuch kam und auf die Wange geküsst werden wollte? Oder die Person benutzt dasselbe Rasierwasser wie ein Exfreund, der sich als eifersüchtiger Choleriker entpuppt hat? Die Abneigung steckt einem noch immer in der Nase.

Umgekehrt kann man allein aufgrund der Vertrautheit Gerüche mögen, die andere als äußerst unangenehm betrachten. Wenn Bauer Bernd eine Frau sucht, kann er sich freuen, dass Kosmetikerin Karla, die der Fernsehsender ihm auf den Hof schickte, als Kind oft die Schulferien zwischen Kühen und Ziegen verbracht hat. Sie rümpft gar nicht die Nase, sondern findet den Duft nach Landwirtschaft, der ihn umweht, romantisch und sehr attraktiv, weil er schöne Erinnerungen an glückliche Kindheitstage wachruft. Andere Damen wären über den Kuhstallgestank wenig begeistert gewesen. Die Bewertung eines Duftes ist also nicht angeboren, sondern sozial geprägt. Um beim Beispiel der Rinder zu bleiben: Überall auf der Welt wird Rinderdung als durchaus unangenehm riechendes Produkt betrachtet. Außer in Afrika, wo viel Rinderzucht betrieben wird. Dort wird Kuhmist mit Macht und Ansehen assoziiert – wer am stärksten stinkt, hat die meisten Rindviecher und damit den größten Reichtum.

Global betrachtet gilt eine einfache Formel: Was fremd ist, stinkt. Als »bata-kusai«, als »Butterstinker«, werden Europäer und Amerikaner von den Japanern beschimpft, weil sie mehr Schweißdrüsen als die Asiaten besitzen und mit dem Schweiß mehr Fettsäuren auf die Haut gelangen, die dann zu stinkender Buttersäure zersetzt werden. Würde ein Japaner derart stechend und ranzig riechen, wäre das gewiss ein Grund, ihn vom Militärdienst zu befreien – meint ein japanischer Autor. Aber auch wir Westeuropäer sind nicht sonderlich zurückhaltend mit unseren Urteilen: »Alle Neger stinken«, verkündete schon Kant, der große Aufklärer. Eine Erkenntnis, die besonders erstaunt, weil in Königsberg, seiner Heimatstadt, die er niemals verließ, kein einziger »Neger« lebte. Eskimos stinken nach Tran, Inder nach Curry und Deutsche nach Kohl, weshalb sie auch »Krauts« heißen. Angeblich stanken die Juden, aber auch die Christen, die nach Weihrauch rochen, und die Armen sowieso, weil sie in unbelüfteten, engen Quartieren hausen mussten. Ob nun aus Armut, aufgrund unterschiedlicher Rasse oder Religion: Mit dem vermeintlichen Gestank werden Verachtung, Vorurteile oder sogar Hass begründet.

»Alle Fremden stinken« erklären unumwunden die Dayaks, ein Volk, das im indonesischen Dschungel lebt. Damit meinen sie nicht nur Europäer oder andere Exoten, die zu viele Kleider tragen und sich nicht zweimal täglich im Fluss baden. Nein, sie meinen auch Malaien, Chinesen und sämtliche benachbarten Stämme, kurz gesagt: alle anderen. Aber statt die Fremden nun einfach zu verachten und zu meiden, haben sie eine Strategie zur olfaktorischen Integration entwickelt. Dazu benutzen sie ausgerechnet eine Frucht, deren grausamer Gestank legendär ist: die Durian. Sie riecht dermaßen nach einer Mischung aus Käse, Schweißfüßen und Kot, dass sie in Hotels und Fluggesellschaften Südostasiens Hausverbot hat. Die Dayaks hingegen lieben ihren Gestank als einen vertrauten Duft, den sie Fremden nicht vorenthalten wollen. Sie reiben alle Gäste mit dem Fruchtfleisch der Durian ein und machen sie auf diese Weise zu Einheimischen.

Frauen riechen nach Maiglöckchen und Männer nach Veilchen

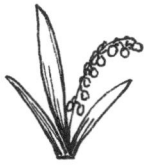

Das stimmt tatsächlich – wenn auch gänzlich im Verborgenen. Beides ist insofern sensationell, weil beim Wahrnehmen der Düfte weder eine männliche noch eine weibliche Nase eine Rolle spielt. Als erste Forscher weltweit haben wir 2005 in unserem Labor an der Ruhr-Universität Bochum zeigen können, dass die Riechrezeptoren aus der Nase in allen Organen unseres Körpers zu finden sind und dort bisher völlig unbekannte, lebenswichtige Funktionen erfüllen. Dabei hatten die Wissenschaftler Linda Buck und Richard Axel, die im Jahre 2004 den Medizin-Nobelpreis erhielten, noch geschrieben, die Riechrezeptoren würde man ausschließlich in der Nase finden. Ein belgischer Kollege hatte jedoch bereits erste Spuren im männlichen Hodengewebe gefunden. Also fragten wir uns: »Kann das stimmen? Und was machen Riechrezeptoren ausgerechnet im Hoden?« Wir begannen zu forschen und fanden nach ungezählten Experimenten die Antwort, die unser Labor weltberühmt machen sollte: Spermien sind mit Riechrezeptoren ausgestattet, um das weibliche Ei zu finden. Das weibliche Ei wiederum sendet einen Lockstoff aus und der riecht – nach Maiglöckchen. Nicht nach der richtigen Blume, sondern nach einer synthetischen Variante. Ohne diesen Duft schwammen die Versuchsspermien ziellos umher. Gaben wir aber Maiglöckchenduft als Wegweiser in die Lösung, folgten alle der Duftspur und verdoppelten sogar ihre Geschwindigkeit.

Eine Form der chemischen Kommunikation, die eigentlich sehr logisch ist. Wie sonst sollten sich das winzige Ei und die noch kleinere Samenzelle in den unendlichen Weiten und der ewigen Dunkelheit von Uterus und Eileiter jemals finden? Damit man sich das einmal vorstellen kann: Wäre das Spermium so groß wie eine Erbse und der Eileiter um denselben Faktor vergrößert, dann würde er sich zu einer dreißig Kilometer langen Röhre mit dem Durchmesser einer vierspurigen Autobahn aufblähen. Auch wenn ein Millionenheer von Spermien an den Start ginge – dreiundvierzig Millionen pro Milliliter, wie dänische Forscher erst kürzlich gezählt haben – ein Rendezvous wäre ein Glückstreffer. Auf ein solches Lotteriespiel kann sich die Natur auf keinen Fall verlassen. Unsere neuesten Forschungen zeigen sogar, dass Lockstoffe den Spermien nicht nur als Wegweiser dienen, sondern sie direkt bei der Befruchtung der Eizelle unterstützen, indem sie zum Beispiel die Schwimmbewegungen beeinflussen. Hierfür stehen den Spermien etwa zwanzig weitere Riechrezeptoren zur Verfügung. Wir vermuten deshalb, dass die Eizelle ein ganzes Bouquet an

Düften aussendet. Angesichts der Übereinstimmung der Rezeptoren in der Nase und in den Spermien sollte man bei Männern, die zeugungsunfähig sind, überprüfen, ob sie den synthetischen Maiglöckchen-Duft riechen können. Wenn nicht, kann dies ein Zeichen dafür sein, dass auch die Spermien Schwierigkeiten haben, den Lockruf der Eizelle wahrzunehmen.

»Wo könnten sich sonst noch Riechrezeptoren im Körper verstecken?«, fragten wir uns anschließend und kamen über die Spermien darauf, benachbartes Gewebe zu untersuchen: die Prostata. Tatsächlich entdeckten wir hier den Veilchenrezeptor aus der Nase. Natürlich kommt Veilchenduft im menschlichen Körper nicht vor, daher suchten wir nach einem chemisch verwandten Molekül und wurden fündig mit einem testosteronähnlichen Stoff. Beide chemischen Substanzen, Veilchenduft und dieser Stoff, passen wie zwei annähernd identische Schlüssel in das Schloss des Rezeptors und aktivieren ihn. Er sendet daraufhin ein Signal aus, das das Wachstum der Zellen stoppt. Besonders viele dieser Rezeptoren fanden wir in Prostatakrebszellen. Als wir dieser Spur weiter folgten, machten wir eine neue aufregende Entdeckung: In Gegenwart des Veilchenduftes hörten die Zellen auf, sich zu teilen. Der Tumor im Reagenzglas stellte tatsächlich sein Wachstum ein. Ein kleines Wunder, das eines Tages die Krebstherapie revolutionieren könnte.

Was wir zufällig entdeckten, hat offenbar System. In vielen Teilen des Körpers konnten wir inzwischen Riechrezeptoren aus der Nase nachweisen und wir sind sicher, dass Duftmoleküle auch auf diese Rezeptoren als chemische Signalstoffe wirken. Zum Beispiel in unserer Haut, wo sie mit der unmittelbaren Umgebung in Kontakt kommen, aber auch in der Leber oder im Herzen, wo sie auf Bestandteile im Blut reagieren. Duftstoffe stellen damit ein neues, bisher völlig unbekanntes Instrument dar, die Funktion von Organen zu steuern. Selbst im menschlichen Darm haben Kollegen einige aus der Nase bekannte Riechrezeptoren entdeckt, die erklären könnten, warum zum Beispiel Kräuter und Gewürze sich so stark auf die Verdauung auswirken.

Die Erforschung der Riechrezeptoren bleibt ein überaus spannendes Gebiet der Wissenschaft und geht über das, was in der Nase passiert, weit hinaus. Unsere Entdeckung eröffnet großartige Wege bei der Erkennung von Krankheiten und der Entwicklung neuer Medikamente. Welche Erfolge die Medizin damit erzielen kann, ist noch gar nicht abschätzbar.

Was weiß ein Baby
schon über Gerüche?

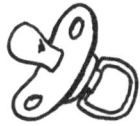

Babys kommen als kleine Nasen-Genies auf die Welt.
Schon während der Schwangerschaft üben sie zu schmecken, zu riechen und zu hören, auch wenn neuere Untersuchungen die Hoffnung zerstört haben, Ungeborene
könnten schon den Feinheiten einer Mozart-Sonate folgen. Tatsächlich dämpft das Fruchtwasser die Töne so,
dass sie nur Rhythmen wahrnehmen können – außer: Die
Mutter singt selbst. Auch mit dem Sehen ist bis zur Geburt noch nicht so richtig viel los, schließlich gibt es wenig Input in der dunklen Behausung. Deshalb entwickelt sich die Verbindung vom Auge zum Gehirn erst in
den ersten Lebenswochen nach der Geburt. Dagegen ist
der Geruchssinn schon ab der 26. Schwangerschaftswo-
che voll entwickelt, und wenn ein Baby gleich nach der
Geburt den natürlichen Geruch seiner Mutter wahrnimmt, passiert etwas ganz Erstaunliches: Es lernt innerhalb weniger Stunden, ihren Duft von dem anderer Frauen zu unterscheiden. Dieser Duft ermöglicht
fortan eine enge Bindung zur Mutter und vermittelt dem

Baby Trost und Geborgenheit. Umgekehrt lernen übrigens Mütter in kürzester Zeit, ihr Baby am Geruch zu erkennen.

»Säuglinge sind programmiert auf sehr schnelles Lernen von Gerüchen«, erklärt die Wissenschaftlerin Margret Schleidt. Bei Versuchen mit zwei Wochen alten Säuglingen wurden ihnen kleine Stoffstückchen unter die Nase gehalten, die entweder die eigene oder eine fremde Mutter am Körper getragen hatte. Nur dem Geruch der eigenen Mutter wendeten sich die Babys zu. Allerdings nur, wenn sie gestillt wurden oder auf andere Weise intensiven Hautkontakt zur Mutter hatten. Den gleichen Effekt können getragene T-Shirts haben. Wenn die Mutter nicht da ist, kann so ein T-Shirt dem Babysitter gute Dienste erweisen, um ein weinendes Baby zu beruhigen.

Tiermütter lecken ihre Neugeborenen ab, um sie dann am Geruch als ihre eigenen Kinder zu erkennen. Die nach der Geburt blinden Tierbabys wiederum finden die Brüste ihrer Mütter, weil diese ein spezielles Zitzenpheromon abgeben. So lassen sich Kaninchenbabys nicht ohne Weiteres von Katzenmüttern säugen, es sei denn, sie werden von Wissenschaftlern überlistet. Bei einem Experiment wurde eine Kaninchenmutter mit Chanel N°5 besprüht. Ihre Babys lernten bereits durch einmaliges Säugen, diesen Parfumduft mit dem Zitzenpheromon und somit mit der Mutter zu verknüpfen. Als beim nächsten Mal eine Chanel-beduftete Katze zum Stillen kam, wurde auch sie als Mutter akzeptiert und an ihr gesaugt. Allen Schwangeren, die zur Geburt ins Krankenhaus kommen, sei deshalb geraten, auf Parfums zu verzichten, um ihrem Neugeborenen die Chance zu geben, ihren natürlichen Körperduft kennenzulernen.

Gerüche und Geschmäcker nimmt der Fötus schon während der Schwangerschaft über das Fruchtwasser auf. Die Mutter isst gern Spaghetti mit Knoblauch? Da wird das Baby nicht gefragt, sondern muss probieren. Eine Mutter, die während dreier Schwangerschaften unterschiedliche Vorlieben für Lakritze, saure Gurken und Schokolade entwickelt hatte, stellte später bei ihren Kindern fest, dass sie genau die gleichen Vorlieben hatten wie sie selbst in der Schwangerschaft. Dasselbe bestätigen Studien aus Frankreich mit Pfefferminz, Anis und Knoblauch. Selbst Kinder, die erst nach zwei Jahren getestet wurden und in der Zwischenzeit nie in Kontakt mit Minze oder Anis gekommen waren, bevorzugten Mahlzeiten, die diese Aromen enthielten. Und trinkt die Mutter im letzten Drittel der Schwangerschaft Karottensaft statt Wasser, essen ihre Babys später anstandslos Karottenbrei. Kinder, die den Geschmack noch nicht kennen, verziehen dagegen das Gesicht. Geruchsvorlieben sind also nicht genetisch geprägt, sondern werden erlernt. Und die Riechschule beginnt bereits vor der Geburt im Mutterleib, weshalb manche Wissenschaftler vom »ersten Klassenzimmer« oder der »olfaktorischen Urheimat« sprechen.

Auch beim Stillen geben Mütter Geschmacksstoffe ihres eigenen Essens an die Babys weiter. Wenn die Mutter eine Banane isst, schmeckt die Milch schon nach einer Stunde danach, das Gleiche gilt für Lakritz und Menthol, wie Versuche an der Universität Stockholm zeigten. Die Mediziner vermuten, dass diese Erfahrungen unser Riechen und Schmecken für das ganze Leben prägen.

Angstschweiß macht sympathisch

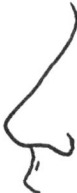

Kaum zückt der Zahnarzt den Bohrer, steht dem Patienten der Schweiß auf der Stirn. Kaum betritt der Redner den Saal und fühlt Hunderte von Augenpaaren auf sich gerichtet, bekommt er ganz feuchte Hände. Dabei ist beiden gar nicht heiß. Im Gegenteil. Angstschweiß ist kalt, denn er entspringt einer Panikreaktion des Körpers. Schwitzen bedeutet normalerweise, dass der Körper erhitzt ist. In solchen Situationen sorgt ein Schweißausbruch dafür, dass die Haut feucht wird und der Körper sich durch das Verdunsten abkühlt. Anders ist es, wenn der Mensch in Angst und Panik gerät. Dann reagiert das vegetative Nervensystem ganz archaisch. Es kühlt den Körper schon mal vor, um für die kommende Anstrengung oder die Flucht vorbereitet zu sein. Die Schweißtropfen verdunsten deshalb nicht, sondern bleiben als »kalter Schweiß« auf der Haut. Außerdem werden Stresshormone wie Cortisol und Adrenalin ausgeschüttet, die für eine minder starke Durchblutung der Haut sorgen. Der Mensch wird blass, seine Haut wird kühl, weil er seine Blutreserven womöglich für die

Muskeln und inneren Organe braucht. Ein Programm aus den Anfangsgründen der Menschheit und doch begegnet es uns jeden Tag.

Dass auch Angstschweiß riecht, und zwar ganz anders als Spaß- oder Anstrengungsschweiß, haben wissenschaftliche Versuche mehrfach bewiesen, unter anderem die Experimente der Psychologin Denise Chen und ihrer Kolleginnen. Sie luden eine Gruppe von Männern und Frauen zu einem Kinoabend an. Auf dem Programm standen Komödien und Horrorstreifen. Für beide Filme gaben die Forscherinnen Stoffstückchen aus, die die Gäste unter den Achseln tragen sollten. Anschließend wurde eine zweite Gruppe von Probanden gebeten, die Duftproben der Marken »Spaß« und »Angst« zu unterscheiden. Das Ergebnis überraschte selbst die Forscher: Mehr als drei Viertel aller Frauen und die Hälfte der Männer identifizierten eindeutig den Angstschweiß von Männern. Interessanterweise konnten Männer weder den Spaßgeruch anderer Männer noch den Angstgeruch der Frauen wahrnehmen. Bei *Stern TV* wurde vor Kurzem ein Show-Experiment mit ähnlichem Ergebnis durchgeführt: Zehn Paare traten auf, von denen die Frauen im Studio blieben, während fünf der Männer Bungee-Jumpen gingen, die fünf anderen derweil eine geruchsneutrale Bar besuchten. Als alle zurückkamen, sollten die Frauen an den T-Shirts erriechen, wo ihre Männer gewesen waren. Keine einzige irrte sich, alle konnten sagen, in welchen Shirts die Angst vor dem Abgrund steckte.

Die chemische Mischung des Angstschweißes ist bekannt, die Forscher wissen nur nicht, welcher Stoff genau für seine vielfältigen Wirkungen verantwortlich ist. Angstschweiß fördert die Konzentration und die Aufmerksamkeit, selbst wenn wir ihn bewusst gar nicht wahrnehmen. Dieses Phänomen bestätigen die Studien der Psychologin Bettina Pause von der Universität Düsseldorf. Bei ihrer Untersuchung hatte sie den Schweiß von Studenten unmittelbar vor einer Prüfung gesammelt und beobachtet, was im Gehirn von Menschen passiert, die solchen Schweiß riechen. Sie stellte fest, dass dabei auch Areale aktiviert wurden, die für die Verarbeitung von sozialen und emotionalen Signalen zuständig sind. Was nämlich niemand für möglich gehalten hätte: Angstschweiß wirkt auf andere keineswegs unsympathisch. Er kann sogar Mitgefühl und Empathie hervorrufen, denn vermutlich wird durch ihn das Gefühl der Anspannung und Angst so schnell in einer Gruppe verbreitet, dass sich alle Mitglieder für den Notfall rüsten und rechtzeitig flüchten können.

Wir mögen den Ängstlichen, weil er unser Leben schützt? Es klingt wie eine Filmidee für eine Komödie: Der schwitzende Angsthase als Retter und Held. In der Hauptrolle muss man sich zweifellos einen Briefträger vorstellen, der in seiner Jugend von einem Hund gebissen wurde und jeden Tag voller Bangen seine Runden dreht. Ein echt sympathischer Kerl...

Riecht mein Hund,
wie es mir geht?

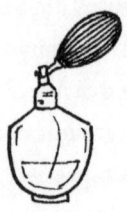

Der Hund ist eine absolute Topnase – verglichen mit dem Menschen. Während wir nur dreihundertfünfzig verschiedene Riechrezeptoren haben, besitzt der Hund ungefähr achthundert. Nur Ratten und Mäuse haben noch mehr, nämlich etwa Tausend (nicht umsonst wird die Ratte im Disney-Film *Ratatouille* als großer Feinschmecker gefeiert). Dazu kommt, dass der Mensch gerade mal zwanzig Millionen Riechzellen besitzt, manche Hunderasse dagegen zweihundert bis dreihundert Millionen. Aber auch ein Hund kann nicht von Geburt an alle Gerüche erkennen und unterscheiden, sondern muss seinen Geruchssinn erst trainieren. Durch eine gezielte Schulung kann er zum Beispiel lernen, Sprengstoff oder Krankheiten zu erschnuppern. Natürlich riecht er Freude, Stress und Angst. Man kann also tatsächlich davon ausgehen, dass mein Hund riecht, wie ich mich fühle – und wie es anderen geht. Wobei der Angstgeruch des Briefträgers bei Hunden ganz unterschiedliche Reaktionen auslösen kann. Manche knurren und bellen, um den Fremden, der aufgrund seiner Angst unterlegen scheint, aus dem eigenen Revier zu vertreiben. Andere fühlen sich durch den Geruch provoziert und beißen, um das Gegenüber zu dominieren. Hektische Bewegungen und eine laute Stimme können in so einem Fall als eine Bedrohung wahrgenommen werden, gegen die sich der Hund dann zur Wehr setzt. Selbstbewusste Hunde reagieren gelassener und ignorieren womöglich sogar den ängstlichen Briefträger.

Als Spürnasen bei Lawinenunglücken und Erdbeben leisten Hunde schon lange nützliche Dienste. Und auch auf medizinischem Gebiet hat sich der Mensch die exzellente Nase des Hundes inzwischen zunutze gemacht. In den USA, Australien und England begleiten sie seit zwanzig Jahren Patienten mit Anfallsleiden, um sie rechtzeitig zu warnen. Offenbar sind sie in der Lage, den sich verändernden Körpergeruch des Patienten wahrzunehmen. Als Alarmanlage auf vier Beinen können Hunde auch Diabetikern lebenswichtige Dienste leisten, wie unlängst entdeckt wurde. Speziell trainierte Hunde erschnüffeln den Blutzuckerspiegel und verständigen die Kranken bei Über- oder Unterzuckerung durch Bellen, Stupsen oder Anspringen.

Relativ neu ist ihr Einsatz als Krebsspezialisten. Hunde können manche Arten von Tumoren sehr früh und mit großer Treffsicherheit identifizieren. Blasen- und Lungenkrebs erkennen sie am Atem oder am Urin des Kranken, ebenso Brust- und Hautkrebs. Brustkrebs diagnostizieren die Tiere so zuverlässig wie herkömmliche Mammografien, und eine neue Untersuchung aus Japan zeigt jetzt, dass Hunde auch Darmkrebs riechen können. Die Forscher wollen die feinen Hundenasen deshalb für eine verbesserte Darmkrebsvorsorge nutzen.

Amerikanische Wissenschaftler haben Hunden, aber auch Ratten und Mäusen beigebracht, noch andere gefährliche Krankheiten zu erschnuppern – und zwar anhand von Exkrementen. So lassen sich sogar in freier Natur Krankheiten wie etwa die Vogelgrippe aufspüren.

Problematisch beim Einsatz der tierischen Kollegen ist jedoch das mangelnde Durchhaltevermögen der Supernasen. Am Flughafen schaffen sie gerade mal ein Förderband voller Koffer, dann wird den Drogen- und Sprengstoff-Spezialisten die Arbeit schon zu langweilig. Die meisten Hunde quittieren spätestens nach einer Stunde den Spürdienst. Auch als Krebsdiagnostiker sind sie deshalb nicht routinemäßig einsetzbar. Ziel der Forscher ist es, eines Tages künstliche Detektoren zu entwickeln, um sich von den Launen des vierbeinigen Personals unabhängig zu machen.

Düfte und Aromen
mit Wellness-Faktor

Wie viel Wissenschaft
steckt in der Wellness?

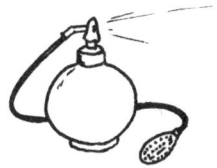

Ein sonderbarer Doping-Fall erschütterte die Frauen-Fußball WM im Juli 2011: Die gesamte nordkoreanische Mannschaft musste zur Kontrolle antreten, nachdem in den Urinproben von fünf Spielerinnen insgesamt vierzehn verschiedene Steroide, davon vier verbotene, gefunden worden waren. Exakt die gleichen, so stellte sich heraus, wie in einem alten chinesischen Heilmittel, dem Drüsensekret des Moschushirschs, das bei uns bisher nur als Duftstoff in Parfums bekannt war. Eben jenes Mittel habe man allen Spielerinnen gespritzt, die bei einem Trainingslager in den heimischen Bergen von einem Blitz getroffen worden waren, behauptete die nordkoreanische Teamführung. Doping oder Heilung? Wahrscheinlich hatte bis dahin kein westlicher Wissenschaftler jemals das Drüsensekret des Moschushirschs so genau untersucht.

Traditionelle Medizinrichtungen wie die chinesische Medizin nutzen noch heute pflanzliche Stoffe für die Heilung von Körper und Seele. Schulmediziner sprechen dann gern abfällig von »Kräuterheilkunde«. Früher konnten Ärzte nicht nur viele Krankheiten bereits am Geruch erkennen, auch Heilen mit Düften, eine frühe Art der Aromatherapie, war Tradition. Ihre Behandlungsmethoden beruhten auf Erfahrung und dem Wissen, das die Menschen im Lauf der Zeit gesammelt hatten. Schon Menschenaffen kennen die Geheimnisse der Natur. Aus Beobachtungen weiß man, dass sie bei bestimmten Beschwerden wie Magenschmerzen oder Durchfall bevorzugt bestimmte Kräuter fressen.

Als Wissenschaftler begannen, die Wirkung von ätherischen Ölen zu erforschen, stellten sie fest, dass deren Wirkmechanismen oft denen moderner Arzneimittel gleichen. Umgekehrt könnte man sagen: Viele unserer Medikamente haben ihre natürlichen Vorläufer in den Inhaltsstoffen von Pflanzen. Man muss sie nur kennen. In unserem Labor in Bochum gelang uns dazu ein wichtiger Schritt. Wir konnten zeigen, dass ein jasminähnlicher Duftstoff, den man in vergleichbarer Form in der Gardenienblüte findet, wie ein Schlafmittel wirkt. Und zwar stärker als Valium. Das Naturprodukt übertrifft also das Pharma-Produkt sogar noch. Das zeigen auch Studien im Schlaflabor einer amerikanischen Universität. Mit Jasmin und Lavendel in der Luft schläft man tiefer, wenn auch nicht länger. Damit ist ein wissenschaftlicher Nachweis für die psychoaktive Wirksamkeit von Düften erbracht, den es bisher nicht gab, und eines gezeigt: Die Aromatherapie gehört nicht in die Esoterik-Ecke, in die Schulmediziner sie so lange Zeit verbannt haben.

Besonders spektakulär ist die Tatsache, dass viele der untersuchten Düfte selbst dann wirken, wenn man gar nicht riechen kann. Menschen und Tiere, die wegen einer Krankheit oder eines Unfalls nasenblind sind, reagieren auf diese Duftstoffe genauso wie Gesunde. Denn die Wirkstoffe wandern mit der Atemluft in die Lunge oder sie werden durch Öle oder Cremes über die Haut aufgenommen. Dann kann man eigentlich nicht mehr von »Düften« sprechen, denn der Vorgang hat streng genommen nichts mehr mit Riechen zu tun, sondern mit der Aufnahme von chemischen Molekülen. In beiden Fällen gelangen also Duftmoleküle direkt ins Blut und werden so in den ganzen Körper bis hinauf zum Gehirn transportiert. Viele von uns kennen das von Narkosemitteln wie Äther oder Chloroform, die beide Duftstoffe sind und nach dem Einatmen schnell wirken.

In der Therapie werden ätherische Öle und Ölmischungen meist direkt auf die Haut aufgetragen und einmassiert. Besonders die Fußsohlen, aber auch die Bauchhaut und der Rücken sind sehr aufnahmefähig. Oder man gibt den Wirkstoff ins Bad, um die gesamte Körperoberfläche zu erreichen. Dazu kann man sich eine Emulsion mischen, indem man das Öl mit Milch oder Honig verrührt, – das macht dann zusätzlich noch schön! Innerhalb weniger Minuten sind die Duftmoleküle im Blut nachweisbar, wie Gerhard Buchbauer und seine Mitarbeiter von der Universität Wien vielfach gezeigt haben.

Benutzt man ätherische Öle für die Raumbeduftung,

kann man sie über einen Zerstäuber, einen Luftbefeuchter oder Vernebler verteilen. Wichtig dabei ist, die Duftkonzentration immer so gering wie möglich zu halten und das Öl niemals stark zu erhitzen. Duftlampen mit Kerzen darunter sollte man also tunlichst meiden, denn mit den hohen Temperaturen werden zu viele Duftmoleküle freigesetzt und in ihrer Struktur verändert, was zu Kopfschmerzen und Übelkeit führen kann.

Gute Nacht. Hallo Wach!

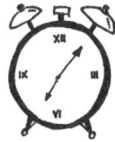

Dass wir müde werden, verdanken wir unter anderem einem ganz bestimmten Neurotransmitter im Gehirn, der sogenannten Gamma-Aminobuttersäure (GABA). Sie fördert nicht nur das Einschlafen, sondern entspannt auch und löst Angstgefühle. Schlafmittel wie Valium verstärken ihre Wirkung um das Drei- bis Vierfache. Im letzten Kapitel haben wir von einem nach Jasmin riechenden Duft gehört, der die Wirkung der Schlafsubstanz GABA sogar noch mehr steigern kann. Aber nicht nur das: Labormäuse zeigen auch deutlich weniger Angst. Ein ähnlicher Effekt ist bei Menschen zu erwarten, wenn sie diesen Duft einatmen. Interessant dabei ist, dass die pflanzlichen Stoffe an dieselben Rezeptoren andocken wie die chemischen Substanzen, also in der Lage sind, die Arzneimittel zu ersetzen.

Angstlösend und entspannend wirken auch der Lavendelduft und die Wirkstoffe von Baldrian, Melisse, Hopfen und Malz. Ob Sie sich nun mit einem Hopfenbad verwöhnen oder sich lieber vor dem Einschlafen ein dunkles Bier genehmigen, ist dabei völlig egal – abgesehen natürlich von den Kalorien. Fehlen nur noch ein paar Tropfen

Lavendelöl auf dem Kopfkissen, dann kommt der erholsame Schlaf von ganz allein. Lavendel ist der Allrounder unter den ätherischen Ölen. Ihm und seinen Inhaltsstoffen Linalool und Linalylacetat werden stresslösende und angstreduzierende Eigenschaften bescheinigt, weil die Duftmoleküle Neurorezeptoren in ihrer Aktivität beeinflussen können. Dadurch wird weniger vom Stresshormon Cortisol produziert, und es kommt zur allgemeinen Beruhigung des Körpers: Der Blutdruck sinkt, das Herz schlägt ruhiger, feuchte Hände werden trocken. Manche Zahnärzte lassen ihre Praxis mit Lavendel- und Zitrusölen beduften, um Patienten die Angst zu nehmen. Diese Düfte maskieren gleichzeitig die typischen Zahnarztgerüche, die viele Patienten schon beim Betreten der Praxis aufgrund ihrer schmerzhaften Erfahrungen mit Schrecken erfüllen. Außerdem hat Lavendel noch eine antibakterielle und antivirale Wirkung. Lavendelöl kann daher bei kleineren Hautverletzungen genauso helfen wie bei Hautentzündungen, bei Sonnenbrand oder zur Verbesserung von Narbengewebe.

Wer zwar gut einschläft, aber tagsüber nie richtig wach wird, kann sein Gehirn mit einer frischen Brise von Weckdüften überlisten. Menthol aus der Pfefferminze wirkt wie der Jasminduft auf unsere »Schlaf«-Rezeptoren, nur genau umgekehrt: Es verhindert den Schlaf, macht wach und aufmerksam, steigert den Antrieb und fördert die Konzentration. Zusätzlich wird beim Einatmen der Trigeminus-Nerv stimuliert, insbesondere der Rezeptor, der auch auf

Kälte reagiert. Wenn man also Menthol oder das Cineol aus dem Eukalyptusbaum riecht oder bei Erkältungen sogar inhaliert, fühlt es sich kalt an. Und weil kalte Luft vom Gehirn intensiver wahrgenommen wird, hat man das Gefühl, es strömt mehr Luft in die Nase – was eigentlich gar nicht stimmt. Was aber stimmt: Minze oder Eukalyptus wirken antiviral und helfen damit tatsächlich gegen den Schnupfenvirus.

Für ein Bad sollte man die Pfefferminze allerdings nicht benutzen, denn dann wird einem schnell am ganzen Körper unangenehm kalt. Bei Kopfschmerz, Erschöpfung und Müdigkeit kann ihr kühlender Effekt jedoch sehr heilsam wirken, und im Arbeitszimmer vertreiben einige Tropfen Pfefferminzöl Schläfrigkeit und steigern Konzentration und Merkfähigkeit. Ähnliches gilt für Zitrusöle, die sowohl aus Zitronen, Bergamotte oder Grapefruits gewonnen werden. Sie klären den Geist und machen gute Laune. Belebend wirkt der Orangenduft, der sogar noch unsere Träume positiv beeinflusst.

Duftmix für schlaue Schüler

In der Schule haben Gerüche meist nichts mit Duft zu tun. Wo sich der Gestank vergessener Pausenbrote und nasser Sportklamotten seit Jahrzehnten mit altem Bohnerwachs und dem Schweißgeruch gestresster Pubertierender vermischt, sitzt der Muff in allen Ecken. Angst und Schrecken können den Besucher noch Jahre später überkommen, wenn er hierher zurückkehrt. Und niemand wird wohl jemals den Schlachtruf des Lehrers vor der Pause vergessen: Fenster auf! In der Hoffnung, ein wenig kalte Luft möge verhindern, dass ihm seine Schüler in der nächsten Stunde im warmen Mief entschlummern. »Warum nicht mal für bessere Luft sorgen?«, fragten sich da Aromatherapeuten und entwickelten Rezepte für Konzentration und gute Laune. Mischungen aus Zitrone, Orange und Lavendel sollten als Energy-Booster wirken und die Aufmerksamkeit und Motivation der Schüler erhöhen. Bei Sekretärinnen in Japan und in den USA hatte das bereits funktioniert: Sie machten nur halb so viele Tippfehler am Computer, wenn ihr Büro nach Thymian oder Zitrone duftete. Und auch dass Düfte im Schlaf schlau machen, hatte man bereits bewiesen: Forscher in Lübeck ließen ihre Versuchspersonen in einem nach Rosen duftenden Raum Memory spielen. Sie sollten sich dabei die Position der Kartenpaare auf einem Computerbildschirm merken. Einem Teil der Gruppe ließen die Wissenschaftler denselben Rosenduft auch nachts, in der Tiefschlafphase, um die Nase wehen. In der Tiefschlafphase wird besonders der Hippocampus aktiviert, der Erinnerungen an Fakten und Erlebnisse verarbeitet. Magnetresonanzaufnahmen des Gehirns zeigten bei den Probanden, die nachts den Rosenduft einatmeten, eine vermehrte Aktivität im Hippocampus, was darauf hinweist, dass eine besonders intensive Erinnerungsverarbeitung stattfindet. Am nächsten Morgen testeten die Forscher dann, wie viele Kartenpaare sich die Probanden gemerkt hatten. Die Rosenduft-Gruppe erinnerte sich an 97 Prozent, die Gruppe ohne Duft nur an 85 Prozent.

Dass die Duft-Gruppe um 12 Prozentpunkte besser abschnitt als die unbedufteten Schläfer, scheint auf den ersten Blick nicht viel, könnte aber in der Schule eine ganze Note ausmachen. Können Düfte also auch tagsüber beim Lernen helfen? Nach vielen Vorträgen vor Eltern und Lehrern wurde das Projekt »Dufte Schule« entwickelt, wissenschaftlich begleitet von Dietrich Wabner, Professor für Chemie an der Technischen Universität München. Zitrone fördert nachweislich die Konzentration, Orange belebt und Lavendel ist für seine harmonisierende Wirkung bekannt. Eine Mischung dieser Öle sollte das Klassenzimmer mithilfe einer digital gesteuerten Duftsäule zur Lernoase machen. Und tatsächlich gaben nach drei Monaten 41 Prozent der Schüler an, sich besser konzentrieren zu können, 46 Prozent gefiel die Stimmung in der Klasse besser und 38 Prozent fanden sogar, ihre Mitschüler seien weniger aggressiv. Viele Kinder gingen sogar viel lieber zur Schule als vorher.

Nachdem das Pilot-Projekt »Dufte Schule« mit über tausend Schülern im Jahre 2009 beendet worden war, fanden sich noch viele begeisterte Nachahmer. An manchen Schulen wurde es aber auch aus Angst vor Manipulation und möglichen Allergien abgelehnt, obwohl in der vierjährigen Testphase kein einziger Fall von allergischer Reaktion aufgetreten war. Billige oder falsch dosierte Düfte könnten sich jedoch als schädlich erweisen, daher ist es ratsam, immer einen Fachmann hinzuziehen, wenn man ein solches Projekt plant.

Der kleine Tröster Teddybär

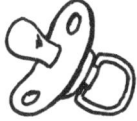

Trost riecht nach Liebe, Geborgenheit und Vertrauen. Sein Duft stillt die Sehnsucht nach einem geliebten Menschen und kann Tränen, Traurigkeit und Kummer vertreiben. Für Babys und kleine Kinder riecht Trost wie Teddy oder Schaf, niemals könnten sie ohne das geliebte Kuscheltier einschlafen. Parfumfans finden den »Alles-wird-gut«-Duft und das Heilmittel für seelische Tiefs wie »Ich bin die hässlichste Kröte auf der Welt und keiner hat mich lieb« in Trost-Düften mit Orange, Vanille und Blumennoten. Aber welches Parfum ersetzt schon den einzig richtigen Körperduft des vermissten Geliebten?

Säuglinge, Babys und Kleinkinder sind über Gerüche mit ihrer Mutter und der vertrauten Umgebung verbunden. Eine Trennung ist schmerzlich und nachts, allein im Bettchen, kann man sich schon mal einsam und verlassen fühlen. Ein »Übergangsobjekt«, so sagen Psychologen, mit Mama-Duft wirkt da Wunder. Schon ihr T-Shirt kann das Baby beruhigen, meistens sind es Schmusedecken oder Kuscheltiere, die unentbehrlich werden. Selbst größere Kinder tragen sie überall mit hin, um sich mit dem Trostduft für Trennungen und Ausflüge in fremde Umgebungen zu wappnen. Eine Katastrophe, wenn der einzig geliebte Teddy mal in die Wäsche soll oder gar verschwindet. Wen interessiert, dass das weiße Schaf längst graue Haare hat, solange der Duft stimmt? Da hilft nur ein Trick: Wenn Mama das geliebte Tier nach dem Waschen ein paar Nächte selbst mit ins Bett nimmt, riecht es wieder, wie es soll.

Düfte können Kinder trösten, aber Erwachsene? Zwar hört man gelegentlich von Frauen, dass sie an T-Shirts, Pullovern oder Kopfkissen des Partners schnüffeln, wenn der mal wieder ganz weit weg ist. Und von Müttern, die in verwaisten Kinderzimmern immer mal wieder eine Prise Kind atmen, statt alles gründlich zu lüften, zu waschen und Abschied zu nehmen, wenn das Kind ausgezogen ist. Aber so etwas erzählt man höchstens der besten Freundin und erntet auch dort oft mitleidige Blicke. Erst eine Studie bewies: Man muss nicht geistig umnachtet sein, wenn man am Pyjama des Liebsten schnuppert.

»Geruchstrost ist ein weibliches Phänomen«, stellte der Psychologe Harald Euler fest, und es ist weitverbreitet. Er befragte 208 Kasseler Studentinnen und 71 Studenten, die in heterosexuellen Beziehungen lebten, über ihr Verhalten. Fast 80 Prozent der Frauen hatten schon einmal an der getragenen Kleidung ihres Partners in seiner Abwesenheit gerochen, 66 Prozent hatten sogar in dessen Pyjama übernachtet. Für die Hälfte der Männer hingegen war das Riechen an Kleidung gänzlich unbekannt und unverständlich.

»Dieser starke Geschlechterunterschied ist faszinierend«, fasst der Wissenschaftler seine Ergebnisse über ein Phänomen zusammen, das bis dahin weitgehend unerforscht war. Über die Gründe kann er nur spekulieren. Liegt es daran, dass Frauen ohnehin besser riechen können? Oder sind es verschiedene Liebes- und Bindungsstile, die eine Rolle spielen? »Bei Frauen ist Nähe, also Streicheln und Zärtlichkeit, sehr viel mehr direkt an Liebe und Sex gebunden als bei Männern«, sagt Euler. Männer hingegen seien der Fortpflanzung wegen eher am Sex und weniger an Partnerbindung und Nähe interessiert. »Dass Männer im Geruch der Frau Trost und Nähe finden, kommt sehr selten vor.« Immerhin finden auch sie, dass der Geruch des sexuellen Partners Glückgefühle freisetzt und Zufriedenheit und Nähe erzeugt.

Hilfe, meine Nase streikt!

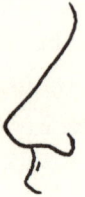

Es passiert schleichend, aber unerbittlich: Man wird älter. Erst werden die Buchstaben immer kleiner, dann verschwimmen die Wörter vollends. Eine Brille muss her. Mit den Ohren nimmt man es nicht so genau, da reicht fürs Erste der Lautstärkeknopf an der Fernbedienung, obwohl es einen schon ziemlich ärgert, wie leise und undeutlich die Menschen gemeinhin sprechen. Und die Nase? Alles bestens, möchte man meinen. Schließlich werden die Riech- und Geschmackszellen als einzige Sinneszellen jeden Monat neu gebildet. Ein Quell ewiger Jugend, sozusagen. Doch das stimmt nicht ganz. Zwar bilden die Stammzellen während unseres ganzen Lebens alle vier Wochen neue Riechsinneszellen, doch auch die Kapazität der Stammzellen lässt oft nach, je älter wir werden.

So kommt es, dass das Alter die beim Menschen häufigste Ursache für Riechstörungen und Anosmie ist, den kompletten Verlust des Riechvermögens. Wie Geruchsforscher Thomas Hummel und seine Kollegen von der Universitätsklinik Dresden herausfanden, ist ein Drittel

aller über Fünfundsiebzigjährigen schon nahezu nasenblind. Bei den über Achtzigjährigen ist es schon über
die Hälfte. Vielen fällt der Riechverlust gar nicht so auf,
weil sie vermuten, dass die Nahrungsmittel nicht mehr so
schmackhaft sind wie in ihrer Jugend. Besonders betrof-
fen sind Patienten, die unter Altersdemenz, Alzheimer oder
Parkinson leiden. Für all diese Krankheiten gilt ein vermin-
dertes Riechvermögen sogar als erstes Symptom und wird
zur Frühdiagnose und Verlaufskontrolle herangezogen.

Unabhängig vom Alter kann die Riechfähigkeit sich
durch anatomische Ursachen verschlechtern. Oft verhindert schon ein harmloser Nasenpolyp oder eine ge-
krümmte Nasenscheidewand, dass die Atemluft die Riechzellen erreicht. In beiden Fällen haben die Rezeptoren nur
geringe Chancen, an die Duftmoleküle aus der Luft zu gelangen. Durch eine Operation lässt sich das Riechen aber
meist vollständig wiederherstellen.

Manchmal lässt das Riechvermögen nicht einfach nur
nach, sondern verschwindet vollständig, zum Beispiel
nach einem Unfall oder einer Virusinfektion. So eine
Anosmie verläuft unspektakulär, denn der Geruchsblinde
›funktioniert‹ wie immer. Kein Außenstehender kann erkennen, wie sehr er darunter leidet, kein Parfum mehr
riechen zu können und keinen Kaffee, weder den ersten
Flieder im Frühling noch das gemähte Gras im Sommer.
Wer nichts mehr riechen kann, verliert leicht die Lebensfreude, manche macht der Verlust sogar depressiv. Denn
mit dem Riechen geht die Wahrnehmung aller Aromen

verloren. Schokolade schmeckt zwar noch süß, ein Apfel säuerlich und ein Schweinebraten salzig, weil die Zunge diese Geschmäcker unterscheiden kann, eine Peperoni schmeckt noch scharf, weil sie den Trigeminus reizt, aber jede Art von Aroma bleibt dem Geruchsblinden verschlossen. Wie bei einem schweren Schnupfen nimmt die Nase nichts mehr wahr. Schlimmer noch ist für viele geruchsblinde Menschen ihre Unfähigkeit, Körpergerüche wahrzunehmen. Nicht nur dass sie auf den Duft eines geliebten Menschen verzichten müssen, sie wissen auch nicht, wie sie selbst riechen. Stinke ich? Habe ich Mundgeruch? Muss ich den Pullover waschen? Stets ist da die Angst, unangenehm aufzufallen. Manche Betroffene waschen sich deshalb bis zu zehnmal am Tag.

Ein kleiner Trost: Solange noch ein Rest an Riechvermögen vorhanden ist und die Stammzellen noch nicht vollständig zerstört sind, gibt es eine Chance. Denn im Gegensatz zum Sehen und Hören kann das Riechen durch konsequente Durchführung spezieller Übungen wieder verbessert werden. Das Riechtraining, das die Universitätskliniken von Dresden und Jena in Zusammenarbeit mit anderen europäischen Zentren entwickelt haben, ist denkbar einfach, und es eignet sich nicht nur für Kranke, sondern für alle, die ihre Riechfähigkeit steigern wollen. Die Teilnehmer schnuppern morgens und abends ein paar Minuten lang an den Duftnoten Rose, Eukalyptus, Gewürznelke und Zitrone. Damit, so die Mediziner, soll die Auswertung der Duftinformationen im Gehirn verbessert und die Neubildung von Riechzellen in der Nase angeregt werden.

Auch alte Menschen können eine Menge tun, um ihr Riechvermögen möglichst lange zu erhalten. Besonders wirksam lässt sich der Riechverlust hinauszögern, wenn man rechtzeitig mit dem Üben beginnt. Das muss kein professionelles Training sein, sondern es reicht, wenn man mehrmals täglich an fünf bis zehn Düften aus der eigenen Umgebung schnuppert und versucht, sie so intensiv wie möglich wahrzunehmen. Besonders hilfreich ist es, wenn man versucht, sich während des Riechens diesen Duft und alle Assoziationen, die man damit verbindet, in Erinnerung zu rufen.

Eine intensive Riechgymnastik kann sogar einen Anti-Aging-Effekt auf das Gehirn haben. Forschungen an der Psychiatrischen Universitätsklinik in Basel konnten nachweisen, dass das Riechen von ätherischen Ölen die gesamte Gehirnaktivität verbessert. Bei der Studie war eine neunundneunzigjährige Dame aufgefallen, weil sie immer so viel wacher, interessierter und aufmerksamer schien, wenn ihre Tochter sie mit ätherischen Ölen eingerieben hatte. Die Tochter startete daraufhin mit ihrer Mutter ein Riechtraining und stellte fest, dass man mit Düften eine Art Gehirnjogging betreiben kann. Wahrscheinlich sind regelmäßige Riechübungen sogar ein viel wirkungsvolleres Training für das Gehirn als Kreuzworträtsel und Sudokus, die immer nur die gleichen Hirnregionen aktivieren. Mit dem Riechen erreicht man ein ganzes Netzwerk von Hirnarealen, vom Hippocampus, der für Erinnerungen und das Gedächtnis zuständig ist, über das Limbische System, wo Emotionen und Stimmungen geprägt werden, bis hin zum Cortex, der verantwortlich ist für Bewusstsein, Aufmerksamkeit und unsere Gedankenwelt. Düfte fördern also nicht nur die Nase, sondern verbessern auch unser Gedächtnis und unsere Denkleistung – ein echter Jungbrunnen!

Von Klöstern und Kräuterschnäpsen

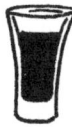

»Was bitter im Mund, ist im Magen gesund«, verspricht der Volksmund. Nicht umsonst serviert man Campari als Appetitanreger und Kräuterschnaps zur Verdauung. Auf den Magen, auf Leber, Galle und Bauchspeicheldrüse hat Bitteres einen so positiven Einfluss, dass man sagen kann: Bittere Speisen sind tatsächlich besonders gesund. Kaum zu glauben, denn viele der bitter schmeckenden Substanzen sind von der Natur gar nicht nett gemeint. Ganz im Gegenteil. Durch den bitteren Geschmack von Pflanzen sollen gierige Fressfeinde abgeschreckt werden. Wer sich dennoch weiter bedient, bezahlt im schlimmsten Fall mit dem Leben. Alkaloide wie das Nikotin aus dem Tabak oder das Atropin aus der Tollkirsche gehören zu diesen Stoffen, aber auch Morphin und Codein aus dem Schlafmohn. Das gefürchtete Rattengift Strychnin, das es in der Natur in der Brechnuss gibt, ist für den Menschen lebensgefährlich, und das in grünen Kartoffeln vorkommende Solanin kann Übelkeit und Erbrechen auslösen. Das alles klingt nicht sonderlich appetitlich, geschweige denn gesund. Deshalb schützt uns die Natur mit hochsensiblen Sensoren. Unsere Zunge reagiert tausendmal empfindlicher auf bittere Stoffe als auf Süßes, Salziges oder Saures und hat fünfundzwanzig verschiedene Geschmacksrezeptoren dafür, während für Süßes magere drei Rezeptoren reichen, für sauer und salzig gibt es, so weit man bisher weiß, jeweils sogar nur einen. Schon unsere Gene raten zur Vorsicht, denn die Abneigung für Bitteres ist angeboren. Was dazu führt, dass auch Neugeborene mit Geschrei auf bittere Medizin reagieren und sie reflexartig wieder ausspucken. Genauso beim bitteren Gemüse, mit dem wir den Kindern ja eigentlich nur Gutes tun wollen.

Erst allmählich lernen wir, bittere Speisen zu schätzen. Bittergeschmack kann die Produktion von Speichel steigern und Leber, Gallenblase und Bauchspeicheldrüse stimulieren, die mit der Freisetzung lebensnotwendiger Verdauungssäfte und -enzyme reagieren. Die Motorik im Magen-Darm-Trakt wird beschleunigt und die Fettverbrennung angekurbelt. Bitterstoffe sorgen außerdem dafür, dass Vitamine besser aufgenommen werden. Sie wirken darüber hinaus basisch und reduzieren Übersäuerung, so dass manche Patienten sogar auf Säureblocker verzichten können. Allerdings existiert beim Erwachsenen noch ein Mechanismus, der ihn vor giftigen Bitterstoffen schützt: das Brechzentrum. Es ist die letzte Kontrollinstanz des Körpers, bevor er sich das Fremde einverleibt, und es reagiert prompt: Der Mensch beginnt zu würgen, um sich möglichst schnell wieder von den Giftstoffen zu befreien.

Auf welche Weise Bitterstoffe ihre positive Wirkung auf die Verdauung entfalten, haben Schweizer Wissenschaftler erst vor Kurzem herausgefunden. Der Darm nimmt sie nämlich mit den gleichen Rezeptoren wahr wie die Zunge. Sie konnten einige dieser Geschmacksrezeptoren im Magen- und Darmgewebe nachweisen und glauben, damit die unterschiedliche Wirkung einiger Heilkräuter und Gewürze erklären zu können, die uns seit Beginn der Menschheit begleiten.

Schon aus der Steinzeit ist überliefert, dass Menschen bittere Früchte und Wurzeln erfolgreich gegen allerlei Übel einsetzten. Sie halfen sogar als Wurmkuren – was übrigens bereits Affen wussten. Auch sie griffen zu bitteren Pflanzen, wenn sie von Darmparasiten geplagt waren. Einen Durchbruch erlebten die bitteren Kräuter mit den Klöstern. Allein die Äbtissin Hildegard von Bingen schrieb im 12. Jahrhundert an die zweitausend Rezepturen auf. Besonders beliebt sind bis heute die Kräuterliköre und -schnäpse. Ein Underberg enthält Kräuter aus dreiundvierzig Ländern, wird seit 1846 nach einem Geheimverfahren hergestellt und weltweit verkauft. Seine Anhänger schwören bis heute auf die wohltuende Wirkung. Freilich nennen sie ihn nicht einfach Schnaps, sondern Wirk-Spirituose.

Bitter macht schlank!

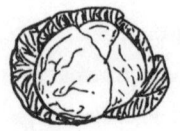

Bittere Pillen, bittere Armut, bitterer Ernst und bittere Kälte: Dieser Geschmack lockt wahrlich nicht mit Heiterkeit und Frohsinn. Dabei hat er so viele positive Eigenschaften, dass es sich eindeutig um ein PR-Problem handeln muss. Zum Beispiel könnte endlich einmal jemand erwähnen, dass Lebensmittel mit Bitterstoffen weniger Kalorien haben, schneller satt machen und zudem die Fettverbrennung ankurbeln, indem sie das Fett aus der Nahrung direkt zur Verbrennung weiterleiten und nicht zur Einlagerung an Hüfte, Bauch und Po. Dass sie also pflanzliche Schlankmacher sind, wahre Fatburner gar, die einem so manche Stunde im Fitness-Center ersparen können. In der Ayurveda-Lehre gelten Bitterstoffe als energetischer Gegenpol zum Süßen, der Schoko-Sucht und Hunger auf Süßes erfolgreich bremst.

Allerdings nimmt nicht jeder Mensch die bitteren Anteile von Artischocken und Rosenkohl gleich intensiv wahr. Jeder hat zwar die gleichen fünfundzwanzig Rezeptoren für verschiedene Bitterstoffe, dennoch weist jeder dieser Rezeptoren kleine, vererbte Unterschiede auf, die darüber entscheiden, ob jemand ein Superschmecker, ein Normalschmecker oder ein Mensch ist, der geschmacksblind für einen bestimmten Bitterstoff ist. Zum Beispiel im Kohl. Manche Menschen finden Kohl furchtbar bitter, andere mögen ihn ganz gern und eine dritte Gruppe spürt gar keinen bitteren Geschmack. Dasselbe könnte für Zigaretten gelten, denn auch beim bitteren Nikotin gibt es vermutlich besonders sensible und weniger empfindliche Menschen. Letztere haben dann das Potenzial zum Kettenraucher.

Figurtechnisch am besten dran sind die Superschmecker, etwa ein Viertel der Bevölkerung. Ihr Sättigungszentrum wird durch ihre sensible Wahrnehmung der Bitterstoffe früher zufriedengestellt. Wie eine Studie zeigte, wiegen sie im Durchschnitt glatt 20 Prozent weniger als Menschen, die für Bitterstoffe unempfindlich sind. Dass sich Bitterstoffe ideal für eine Diät eignen, bewies eine andere Untersuchung. Fünfhundert übergewichtige Frauen und Männer erhielten drei Monate lang zur normalen Kost ein bitterstoffreiches Konzentrat aus Wildkräutern und nahmen durchschnittlich vier Kilo ab, weil sie weniger aßen.

Die vererbte Bitterstoff-Wahrnehmung prägt ganze Esskulturen. So trinken die Norddeutschen lieber ein bitteres Pils und essen Grünkohl, während Österreicher einfaches, helles Bier bevorzugen und Kaiserschmarrn essen. Noch unterschiedlicher sind die Essgewohnheiten und Bittervorlieben natürlich zwischen Asiaten und Amerikanern, was sich nicht zuletzt im unterschiedlichen Körperumfang messen lässt.

Einen ähnlich wirksamen Beitrag zu Waschbrettbauch und Wohlgefühl leisten bittere Gemüse wie Chicorée oder Radicchio. Noch besser läuft es, wenn Sie dazu Gewürze verwenden. Voll von Bitterstoffen sind zum Beispiel Ingwer, Majoran, Oregano, Rosmarin oder Basilikum. Zehntausend verschiedene Bitterstoffe bereichern unsere Nahrung – ätherische Öle, Gerbstoffe und Flavonoide. Der allerbitterste Naturstoff überhaupt ist die Substanz Amarogentin in der Wurzel des gelben Enzians. Davon reicht ein Schnapsglas verteilt auf sechstausend Badewannen – und es schmeckt noch immer bitter. Auch der Absinth rangiert ganz oben in den Bitter-Charts. Andere heimische Kräuter, wie der Beifuß, helfen beim Verdauen von fettem Gänsebraten. Für Salate sollte man Rucola und Endivien nicht vergessen, die manchmal so bitter sind, dass man sie vor dem Essen wässern muss. Feiner schmeckt die Artischocke mit ihrem Bitterstoff Cynarin, der die Produktion der Gallensäure beeinflusst und Cholesterin senkt.

Sollten Sie sich für die Verwendung des wunderbar bitteren Aromas von Löwenzahn entscheiden, tun Sie auch Ihrem Garten ein gutes Werk. Schneiden Sie dazu die Löwenzahnpflanze flach ab (wenn Sie wollen, dass sie wieder wächst), entfernen Sie die älteren äußeren Blätter und blanchieren Sie die jungen Blätter kurz in heißem Wasser, um einige der Bitterstoffe herauszulösen. Anschließend werden die Blätter flach auf einer Platte ausgebreitet, mit Olivenöl und Zitrone überträufelt und mit Salz und Pfeffer abgeschmeckt. Schmeckt richtig schön bitter und macht garantiert nicht dick.

Plätzchen statt Pillen

Alle Jahre wieder verführen uns Zimtsterne und Anisbröt-chen, locken Lebkuchen mit Nelken und Kardamom, zieht der Duft von Glühwein und Tannennadeln über die Weih-nachtsmärkte und durch unsere Häuser. Erinnerungen an glückliche Festtage in der Kindheit werden wach, die mit Vorfreude auf Geschenke, mit Glück und dem wohligen Gefühl der Geborgenheit in der Familie verbunden waren. Weihnachtsstimmung – ein unvergleichliches Gefühl, das jeder kennt. Ist es also reine Nostalgie, dass uns in jedem Jahr wieder die Plätzchen so herrlich schmecken?

Nicht nur. Die schöne Erinnerung mag dazu beitragen, doch auch wer die typischen Gerüche der Weihnachtszeit noch nie gerochen hat oder gar nicht bewusst wahrnimmt, erliegt der betörenden Wirkung der Weihnachtsgewürze. Das haben Wissenschaftler, die sich bekanntlich von Ker-zenschein und Glockengeläut ganz und gar nicht beste-chen lassen, bei Untersuchungen all jener Gewürze heraus-gefunden, die für Plätzchen benutzt werden. Ihre Studien bestätigen, was die Volksmedizin schon lange wusste: Viele der Gewürze machen das Essen bekömmlicher, regen die

Verdauung an, hemmen Entzündungen, senken sogar den Blutzucker und helfen bei Schmerzen.

Anis, zum Beispiel, wirkt nicht nur bei winterlichen Erkältungen, weil es antibakterielle und antivirale Eigenschaften besitzt, es hilft sehr gut bei Bauchkrämpfen und Blähungen und wird deshalb oft in der Kinderheilkunde eingesetzt. Aber auch bei Erwachsenen regt es die Verdauung an und wirkt entkrampfend.

Von Zimtsternen weiß man seit Langem, dass die ätherischen Öle aus der Zimtrinde schädliche Keime besonders wirksam abtöten. Gleichzeitig geht das Zimtaldehyd unter die Haut: Es spricht die Wärmerezeptoren des Nervus trigeminus an, so dass uns ganz warm ums Herz wird. Körperlich und seelisch. Aber Achtung: nicht zu heiß backen, sonst entsteht schädliches Acrylamid, und nicht zu viel essen, denn der Aromastoff Kumarin (der kommt übrigens vor allem in Zimt aus China und Indonesien vor, besser ist Ceylon-Zimt) kann schädlich für die Leber sein.

Auch Kardamom ist aus der Weihnachtszeit nicht wegzudenken. Ohne Kardamom kein Lebkuchen. Er gehört zu den Ingwergewächsen und ist eines der ältesten Gewürze, das wir kennen. Die ayurvedische Medizin benutzt Kardamom, um die Verdauung zu fördern und das Lebensfeuer zu entfachen. Für die Küche des Nahen und Fernen Ostens ist Kardamom ein unentbehrliches Aroma. Sein hoher Anteil an ätherischen Ölen, verbunden mit pfefferähnlichen Molekülen, macht es so gesund, auch für Leber und Galle: Völlegefühle werden abgebaut, Darmkrämpfe gelindert und schädliche Bakterien abgetötet. Diese Wirkung wird unterstützt durch die vom Ingwer stammenden Aromen, die Schärfe und Hitze erzeugen. Ingwer ist zudem ein sehr wirkungsvolles und in Asien weitverbreitetes Mittel gegen Übelkeit, denn es blockiert einen Rezeptor, der für die meisten Formen von Übelkeit verantwortlich ist.

Die Muskatnuss, die in jeden Glühwein gehört, lindert Magen- und Darmkrämpfe, kann aber in größeren Mengen zu Halluzinationen und Angstzuständen führen. Dazu kommen die schmerzlindernden Nelken, die bei unerwartet während der Feiertage auftretenden Zahnschmerzen von unschätzbarem Wert sind. Außerdem sorgen sie für die Freisetzung des Botenstoffes Serotonin, der uns glücklich macht, stimulierend auf die Darmmotorik wirkt und so die Verdauung fördert. Das Ganze funktioniert interessanterweise dank des Nelkenrezeptors aus der Nase, den man auch im Darm findet.

Am besten wäre es also, das ganze Jahr Plätzchen zu essen. Das ist gut für Magen und Darm und sorgt immer für ein wohliges Weihnachtsgefühl.

Wenn Düfte krank machen

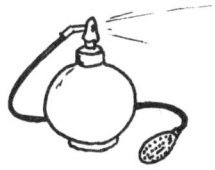

Die Zahl der Allergiker hat in den letzten zehn Jahren stark zugenommen, mit ihnen die Zahl der Duftallergiker. Selten ist es nur ein Stoff, der für eine Allergie verantwortlich ist, oft sind es viele verschiedene Substanzen, was die Ursachenforschung nicht einfach macht. Wir sind umgeben von Umweltbelastungen, auch von Düften, die uns täglich begleiten und unserem Körper manchmal zu viel werden. Verschont bleiben vor allem Kinder, die auf Bauernhöfen groß werden. Sie leiden seltener unter Allergien, weil sie mit Heu, Tieren und Dreck aufwachsen. Ihr Immunsystem lernt diese Substanzen frühzeitig kennen und wird gestärkt. Doch die meisten Kinder leben in der Stadt, in einer Gesellschaft, die sie zum Sauberkeitswahn erzieht und mit synthetischen Stoffen aller Art traktiert. Parfumierte Seifen, Duschgels und Shampoos schon am Morgen, Haarsprays, Cremes und Deos – sie alle machen unseren Körper zur wandelnden Duftsäule. Waschmittel, Raumsprays und Wunderbäume gönnen Nase und Haut nicht einen Moment Ruhe und selbst auf der Toilette reicht es nicht mehr, dass ein Papier kuschelweich ist, es soll auch noch angenehm duften. In trauter Zweisamkeit mit dem Klostein, versteht sich.

Gegen eine wohlriechende Umgebung wäre nichts einzuwenden. Sogar die Post hat den Trend entdeckt und lässt per Rubbelmarke Rosen- und Maiglöckchenduft verschicken. Die Probleme beginnen erst mit dem massenhaften Einsatz von chemischen Billigprodukten und den hohen Konzentrationen, in denen sie verwendet werden. Die Überkonzentration dieser schädlichen Stoffe reizt nicht nur die Nase, sondern ebenso die Bronchien und die Lunge, und sie können sogar ins Blut gelangen. Hautausschläge, Atemnot, Entzündungen und sogar Kreislaufprobleme und asthmatische Anfälle sind eine mögliche Folge. Und wer einmal eine Allergie hat, für den reichen schon geringste Mengen des Auslösers, um solche Reaktionen immer wieder hervorzurufen.

Dabei muss man Düfte nicht einmal riechen oder einatmen. Sobald man sich eincremt, können Duftstoffe nämlich direkt auf die Hautzellen des Menschen wirken, wie wir in unserem Labor der Ruhr-Universität Bochum herausgefunden haben. In den Hautzellen fanden wir etwa dreißig verschiedene Riechrezeptoren aus der Nase wieder. Sie reagieren dort auf die gleichen Duftmoleküle. Das bedeutet nicht, dass Hautzellen riechen können, aber Düfte können mithilfe dieser Rezeptoren zum Beispiel das Zellwachstums verändern oder zu Hautallergien führen.

Experten der EU haben sechsundzwanzig besonders

allergene Duftstoffe identifiziert, die seit einigen Jahren auf allen Produkten deklariert werden müssen. Die Auswahl scheint angesichts von über zweitausendfünfhundert Stoffen, die industriell verwendet werden, eher zufällig. Sie enthält zum Beispiel die Stoffe Citral und Citronellol, die beide in tausendfach höherer Konzentration, als von der EU-Kommission erlaubt, in einer ganz normalen Orange vorkommen. Eigentlich müssten daher Orangen Warnhinweise tragen.

Versuchen Sie in jedem Fall, Duftstoffe möglichst sparsam einzusetzen. Bei Seifen und Waschmitteln empfehlen sich die »Sensitiv«-Varianten, bei Duftschalen und Raumsprays ist es wichtig, sehr geringe Konzentration zu verwenden. Auch die Qualität der Öle spielt eine Rolle, denn billige Varianten können allein schon durch ihr hochkonzentriertes Lösemittel Kopfschmerzen und Unwohlsein hervorrufen, weil sie den Warn- und Schmerznerv Nervus trigeminus reizen. Mit Duftstoffen bewusst umzugehen, bedeutet nicht, ganz auf sie verzichten zu müssen. Wenn Verbraucherschützer ein nahezu völliges Verbot von Duftstoffen in öffentlichen Gebäuden fordern und selbst das Tragen von Parfums verbieten wollen, würde uns damit viel Lebensfreude verloren gehen. Eine duftfreie Welt gibt es nicht, und sie wäre auch für unsere Psyche und für unser Wohlbefinden gar nicht förderlich.

Tests und Training
für eine feine Nase

Wie gut ist Ihre Nase?

Jeder Mensch kann unterschiedlich gut riechen. Das hängt nicht von seinen Genen ab, sondern ausschließlich vom Training. Hier können Sie herausfinden, ob Sie eine Supernase sind, ob Ihre Nase eher im Mittelfeld liegt oder ob Sie sich bemühen sollten, Ihr Riechvermögen durch gezielte Übungen zu verbessern.

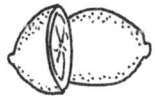

Wie gut kann meine Nase Düfte erkennen und unterscheiden?
Parfumeure benutzen sechs Klassen, um Düfte zu unterscheiden, nämlich zitrusartig, fruchtig, floral, orientalisch, aromatisch und holzig. Zu jeder Klasse finden Sie unten drei Beispiele. Suchen Sie sich jeweils einen Duft aus und geben Sie ihn in ein kleines Gläschen oder einen Pappbecher. Die Parfums können Sie auch auf Papierstreifen sprühen. Schließen Sie dann die Augen und mischen die Proben gut durch. (Vielleicht kann Ihnen jemand dabei helfen?) Versuchen Sie jetzt, die Düfte zu bestimmen.

1. zitrusartig: Orange, Limette, Grapefruit
   Passende Parfums: ck one, Cool Water

2. fruchtig: Birne, Pfirsich, Apfel
   Passende Parfums: Clinique Aromatics, Be Delicious

3. floral: Rose, Veilchen, Jasmin
   Passende Parfums: Trésor, Chanel N° 5

4. orientalisch: Vanille, Kokos, Tonkabohne
   Passende Parfums: Shalimar, Sun

5. aromatisch: Lavendel, Thymian, Rosmarin
   Passende Parfums: Hugo, Drakkar Noir

6. holzig: Kiefer, Sandelholz, Zeder
   Passende Parfums: Fahrenheit,
   Secret Obsession

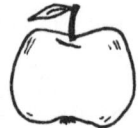

Welchen Anteil hat die Nase am Schmecken?
Nehmen Sie einen Apfel, eine Birne, einen Kohlrabi und eine rohe Kartoffel, schälen Sie alles und schneiden dann Obst und Gemüse in Stücke, die Sie gut durchgemischt auf einem Teller anrichten. Schließen Sie die Augen und probieren Sie mit zugehaltener Nase ein Stück Obst oder Gemüse. Was essen Sie? Erst dann dürfen Sie daran riechen und das Stück schmecken. Die Augen bleiben bis zum Schluss geschlossen. Das Ganze können Sie übrigens auch mit püriertem Gemüse, Apfel- oder Birnenmus machen.

Wie sensibel ist meine Nase?

Kann Ihre Nase reinen Saft von einem Fruchtsaftgetränk unterscheiden? Braucht sie viele
Moleküle eines Duftes, um zu reagieren, oder
reichen nur wenige? Nehmen Sie zum Test
zwei Orangen- oder Apfelsäfte, jeweils einen reinen Saft und ein Fruchtsaftgetränk.
Schmecken Sie den Unterschied? Wissen Sie,
welcher der reine Saft ist?

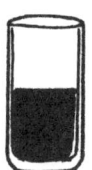

Dann nehmen Sie den reinen Saft und verdünnen ihn 1:10
mit stillem Wasser, sodass auf 10 Milliliter Saft 90 Milliliter
Wasser kommen. Davon nehmen Sie wieder den zehnten
Teil und füllen mit neun Teilen Wasser auf. Fahren Sie so
fort, bis Sie keinen Saft mehr riechen können. Wie oft haben Sie verdünnt?

Auswertung

Supernase: Wer in den ersten beiden Tests acht Düfte und
Lebensmittel erkannt hat, im dritten Test den reinen Saft
vom Fruchtsaftgetränk unterscheiden konnte und den reinen Saft noch nach mindestens vier Verdünnungen riechen konnte, kann sich mit Fug und Recht als Supernase
bezeichnen.

Gute Nase: Wer in den ersten beiden Tests sechs der zehn
Düfte und Lebensmittel erkannt hat, den reinen Saft vom

Fruchtsaftgetränk unterscheiden und den reinen Saft noch nach drei Verdünnungen riechen konnte, besitzt eine gute Nase.

Normalriecher: Wer fünf der zehn Aromen in den ersten beiden Tests erkannt hat, den reinen Saft nicht mehr vom Fruchtsaftgetränk unterscheiden und den reinen Saft noch nach mindestens zwei Verdünnungen riechen konnte, zählt zu den »Normalriechern.«

Schlechter Riecher: Wer nur vier oder weniger Düfte und Lebensmittel erkannt hat, den reinen Saft vom Fruchtsaftgetränk nicht unterscheiden konnte und schon bei der zweiten Verdünnung den reinen Saft nicht mehr gerochen hat, gehört zu den schlechtern Riechern. Wir empfehlen Ihnen: Lesen Sie die Tipps zum Nasentraining, üben Sie ein paar Wochen und wiederholen Sie dann die Tests.

Sind Sie ein Feinschmecker?

Prüfen Sie Ihren Geruchs- und Geschmackssinn. Um die feinen Nuancen der verschiedenen Geschmacksrichtungen zu erkennen, brauchen Sie ein bisschen Übung. Dabei hilft Ihnen auch der Trigeminus-Nerv, der Säuren und Schärfe aufspürt und sogar Kräuter erkennen kann.

Die Teststationen werden mit je drei Alternativen ausgestattet, die geschmacklich zugeordnet werden sollen. Eventuell kann man Zettel verteilen, auf denen die Antworten notiert werden.

Erkennen Sie alle achtzehn Produkte, dürfen Sie sich mit gutem Recht als Feinschmecker bezeichnen! Gelingt Ihnen das nicht, kann Ihnen das Nasentraining helfen, ein Gourmet zu werden.

Öl:
Sonnenblumenöl
Olivenöl
Rapsöl

Essig:
Aceto Balsamico
Weißweinessig
Obstessig

Salz:	*Kräuter:*
Kochsalz	Thymian
Meersalz	Rosmarin
Fleur de Sel	Salbei
Käse:	*Senf:*
Gouda	Mittelscharfer Senf
Emmentaler	Extrascharfer Senf
Appenzeller	Dijon-Senf

Nett zur Nase

Ihre Nase braucht Pflege, um optimal arbeiten zu können. Mit diesen Maßnahmen tun Sie ihr etwas Gutes.

- Sie wollen besser riechen können? Ein echtes Sofortprogramm ist, mit dem Rauchen aufzuhören. Schon nach wenigen Stunden fangen die Riechzellen an, sich zu erholen. Nach vier Wochen haben sich alle Zellen regeneriert, und Ihr Riechvermögen ist wiederhergestellt. Auch das Essen wird dadurch schmackhafter!
- Die Schleimhäute der Nase müssen feucht sein, damit sich die Duftmoleküle an die Riechrezeptoren andocken können. Wenn Ihre Nase zu trocken ist, hilft es oft, mehr zu trinken oder direkt Wasser in die Nase einzuziehen.
- Auch Nasensprays mit Salz und pflegende Salbe halten die Schleimhäute feucht und können ohne Bedenken langfristig benutzt werden, wenn sie keine Konservierungsstoffe oder andere Zusätze enthalten. Nicht geeignet sind selbst gemachte Lösungen mit Speisesalz, weil dieses Salz oft Rieselhilfen, also chemische Trennmittel, enthält.

- Salzspülungen können die Nase von Bakterien, Pollen und Staub befreien, was eine Erleichterung für Allergiker darstellt. Solche Spülungen verbessern auch die reinigende Funktion der Schleimhäute und helfen so, Erkältungen vorzubeugen.

- Abschwellende Sprays mit Cortison sollte man eigentlich gar nicht benutzen oder spätestens nach einer Woche wieder absetzen, da sich sonst die Schleimhaut chronisch verändert und man abhängig werden kann.

- Manche Jogger schwören darauf, ihre Schleimhäute an kalten Tagen mit einem Tropfen Sesam- oder biologischem Olivenöl geschmeidig und gesund zu erhalten.

- Ayurveda-Kenner empfehlen einen ungewöhnlichen Weg zum Reinigen der Nase: Kräftiges Niesen, ausgelöst durch Pfeffer oder Kitzeln. Dadurch sollen Nasenblockaden gelöst und die Nasengänge wieder geöffnet werden. Genauso funktioniert Schnupftabak mit Menthol.

Nasentraining und Gehirnjogging

So verbessern Sie Ihr Riechvermögen und trainieren Ihr Gehirn.

Schon ein regelmäßiges Training von ein paar Minuten morgens und abends kann Ihr Riechvermögen verbessern und hat einen deutlichen Anti-Aging-Effekt auf Ihr Gehirn. Vergessen Sie Kreuzworträtsel und Sudokus und riechen Sie an Früchten, Kräutern und allem, was duftet oder stinkt. Beim Nasentraining geht es darum, viele neue Gerüche kennen zu lernen.

Wenn Sie zusätzlich Ihr Gehirn trainieren wollen, sollten Sie neben den neuen Düften auch bekannte Gerüche berücksichtigen und sich bewusst machen: Welche Erinnerungen und Emotionen rufen diese Gerüche in mir hervor? Das kann das Aroma eines Kekses sein, einer Tasse Tee oder Kaffee oder der Duft einer Blume beim Spaziergang durch den Garten.

Kleines Kräutertraining
Stecken Sie zehn verschiedene Kräuter in zehn verschließbare Gläser. Dazu eignen sich Basilikum, Bärlauch, Thymian, Rosmarin, Pfefferminze, Zitronenmelisse, Salbei,

Majoran, Oregano, Dill, Kerbel, Koriander, Sau-
erampfer, Pimpinelle, Waldmeister und viele
mehr.

Machen Sie jetzt den Riechtest: Einige Kräuter riechen schon beim Öffnen der Gläser, intensiver wird der Geruch, wenn Sie ein Blatt zwischen den
Fingern zerreiben. Öffnen Sie zunächst zwei Gläser, finden Sie Begriffe für den Geruch des Krautes, vergleichen
Sie und probieren Sie die Kräuter. Geben Sie bei jedem
Trainingsdurchgang einen Geruch dazu.

Auch Gewürze eignen sich für das Geruchstraining:
Pfeffer, Muskat, Curry, Zimt, Nelken, Anis, Paprika, Ingwer, Kümmel, Vanille oder zerdrückte Wacholderbeeren.

Der Obst- und Gemüse-Mix
Das Gleiche können Sie mit bekannten und unbekann-
ten Früchten (Ananas, Erdbeere, Kiwi, Mango, Papaya,
Drachenfrucht, Rambutan, Litschi, Mangostane, Guave,
Granatapfel) probieren oder mit Gemüsesorten (Erbsen,
Kohlrabi, Wurzeln, Chicorée, Weißkohl, Fenchel, Radies-
chen, Spinat, Paprika, Gurken). Wie schmecken sie? Erdig, scharf, bitter, lieblich, fruchtig? Versuchen Sie, die
feinsten Nuancen mit Begriffen zu erfassen.

Ein Riechrundgang durchs Haus

Haben Sie schon einmal bemerkt, dass jedes Zimmer Ihrer Wohnung unterschiedlich riecht? Wonach?

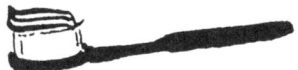

Vielleicht können Sie auch bestimmte Gegenstände am Geruch erkennen? Zum Beispiel im Bad: Mundwasser, Zahnpasta, Seife, Shampoo, Waschlotion oder Bodylotion. Stellen Sie Dinge des Alltags zusammen und identifizieren Sie deren Gerüche.

Unternehmen Sie jeden Tag einen anderen Riechspaziergang durchs Haus. Wie riecht der Keller? Der Dachboden?

Der Weg zur Arbeit

Die meisten Menschen nehmen jeden Tag denselben Weg zur Arbeit und zurück. Gehen Sie ihn einmal mit offener Nase! Wie viele verschiedene Gerüche nehmen Sie wahr? Duftet es nach Bäumen, nach Bäckerei, nach Bratkartoffeln zum Abendessen? Riecht es genauso wie gestern oder anders? Können Sie ihrem Weg auf einer Duftspur von markanten Gerüchen folgen? Auch Mief und Gestank sind gute Trainingsobjekte. Sei es die Tankstelle oder die Mülltonne.

Duftreise durch den Garten

Gehen Sie durch den Garten und riechen Sie an einer duftenden Rose, einem Veilchen oder einem Fliederbusch, je nachdem, was Sie finden. Vielleicht gibt es eine Blume, die eine ganz spezielle Rolle in ihrem Leben gespielt hat? Die seit ihrer Jugend etwas Besonderes für Sie ist? Versuchen Sie, sich zu erinnern: Woran denken Sie bei diesem Duft? Welche Gefühle ruft er in Ihnen wach? Wann haben Sie ihn zuerst gerochen?

Solche Spaziergänge können Sie durch den Wald unternehmen, Sie können Ihre alte Heimat besuchen oder an einen Ferienort zurückkehren. Ihre Nase wird sie an all diesen Orten in die Vergangenheit zurückreisen lassen.

Ein Training für Weinkenner

Kann jeder ein Weinkenner werden? Ja, aber es braucht viel
Übung. Die meisten Menschen können nur wenig über
einen Wein aussagen, ob er rot oder weiß, süß oder sauer
ist, und vor allem, ob er ihnen schmeckt oder eben nicht.
Und eigentlich wäre das ja auch schon genug, schließlich
geht es beim Weintrinken um den Genuss.

    Die folgenden Informationen und kleinen
Übungen werden Sie nicht zum absoluten
Weinprofi machen, jedoch dazu beitragen, dass
Sie beim nächsten Geschäftsessen mitreden
oder Ihre Gäste gar mit Insiderwissen be-
eindrucken können.

Wie lässt sich Wein einteilen?

Als Basiswissen sollte man parat haben, dass es beim Wein
vier Qualitätsstufen gibt, nämlich Tafelwein (Vino da ta-
vola, Vin de table), Landwein (IGT, Vin de Pays), Qualitätswein (DOC/AOC) und Qualitätswein mit Prädikat
(DOCG). Der »schlechteste« ist – natürlich – der Tafelwein, der beste der Qualitätswein mit Prädikat. Erst der
Nachweis der geographischen Herkunft des Weines, der
Mindestqualität des Leseguts, die Einhaltung verschie-

dener Richtwerte und außerdem die Geschmacksprüfung durch den Fachmann machen in Deutschland einen Wein zum Qualitätswein.

Was sagt mir das Etikett?
Bevor man sich ans Probieren macht, lohnt sich ein Blick auf das Etikett, das schon viel über den Wein verraten kann: Qualitätsstufe, Name des Anbaugebiets, Höhe des Alkoholgehalts, Abfüller und Jahrgang. Bei Qualitätsweinen aus bestimmten Anbaugebieten muss auch eine amtliche Prüfnummer angegeben sein.

Sammeln Sie Informationen über die wichtigsten französischen, deutschen (insgesamt dreizehn) und italienischen Weinanbaugebiete!
In Deutschland wären diese die Ahr, Baden, Franken, die hessische Bergstraße, der Mittelrhein, das Mosel-Gebiet, die Nahe, die Pfalz, der Rheingau, Rheinhessen, Saale-Unstrut, Sachsen und Württemberg – diese Aufzählung erfolgt natürlich streng alphabetisch und nicht nach der Bedeutung der einzelnen Gebiete. Zu den bekanntesten französischen Weinanbaugebieten gehören Bordeaux, das Languedoc-Roussillon und der Burgund. Für Italien wären zum Beispiel der Piemont, Venetien oder die Toskana zu nennen.

Machen Sie sich mit den verschiedenen Anbaugebieten vertraut: Welche Rebsorte wird dort angebaut? Welche Besonderheiten zeichnen das Gebiet sonst aus?

Viele der für den Geschmack wesentlichen Stoffe im Wein sind dem Anbaugebiet und vor allem der Rebsorte geschuldet, die sich durch ihre charakteristischen Duftnoten auszeichnet. So erinnert der Grauburgunder an Birne und Aprikose, während der Sauvignon Blanc eher nach Johannisbeeren und Zitrusfrüchten duftet. Als angehender Weinexperte sollte man zumindest die wichtigsten deutschen Rebsorten, wie den Riesling, den Silvaner und den Müller-Thurgau bei den Weißweinen kennen. (Müller-Thurgau ist übrigens eine Kreuzung aus Riesling und Silvaner und von Hermann Müller aus Thurgau vor hundert Jahren gezüchtet worden.). Bei den Rotweinen sind es die Spätburgunder, Dornfelder und Portugieser, die am meisten angebaut werden.

Die bekanntesten Weine werden häufig folgendermaßen beschrieben:

WEISS

Riesling: reife Äpfel, saftige Pfirsiche, mineralisch

Müller-Thurgau: Muskat, Vanille, Zitrus

Silvaner: Stachelbeeren, Heu, Fenchel

Sauvignon: schwarze Johannisbeere, Apfel, Paprika

Weißburgunder: heimisches Obst (Apfel, Birne, Quitte), nussig

Grauburgunder (Pinot Grigio): Aprikose, Honig, Ananas

Gewürztraminer: Rosenblüte, Akazie, Orange, Zimt

Veltliner: grüner Apfel, Pfeffer, Litschi

ROT

Spätburgunder: Himbeere, Erdbeere, Johannisbeere

Dornfelder: Brombeere, Sauerkirsche, grüne Paprika

Syrah: Cassis, Brombeere, Zwetschge

Bordeaux: reife Beerenfrüchte (Kirsche,
Stachel-, Johannisbeere), Leder, Lakritze

Barolo: Rose, Veilchen, Trüffel, Vanille

Chianti: Waldbeere, Sauerkirsche, Kräuter

Rioja: reife schwarze und rote Früchte, feuchtes Leder

Allerdings stimmen die Klassifizierungen in den verschiedenen Weinbüchern nur selten überein. Aromen lassen sich eben nur sehr schwer beschreiben. Meist hilft da nur, selbst zu kosten und zu vergleichen und dogmatische Urteile nicht allzu ernst zu nehmen.

Wie kann ich den Geschmack optimal wahrnehmen?
Nehmen Sie zuerst die Farbe des Weines, seine Klarheit und seine Konsistenz wahr. Letztere können Sie am besten durch ein Schwenken im Glas feststellen. Riechen Sie jedoch zunächst am Wein und lassen Sie den Duft auf sich wirken. Schwenken Sie dann das Glas und riechen Sie noch einmal, beurteilen Sie den Geruch und nehmen Sie erst dann den ersten Schluck. Verteilen Sie den Wein im Mund, atmen Sie darüber, schlucken Sie nur einen kleinen Teil und versuchen mit Ihrer Zunge die Säure, die Bitterstoffe, das Süße und Salzige zu analysieren, mit ihrer Nase die Aromastoffe und mit Ihrem

Nervus trigeminus im Mund die Konsistenz, aber auch die Adstringenz.

Der Wein kann in seiner Konsistenz prickelnd sein, aber auch ölig und schwer. Er kann sich leicht anfühlen, fast wie Wasser. Die im Barrique-Fass ausgebauten Weine enthalten Tannine, die den Mund pelzig und trocken wirken lassen. Sie wirken oft rau und grobkörnig und hinterlassen auf den Zähnen einen eigenartigen Belag. Oft findet man dies bei unreifen Bordeauxweinen. Die Adstringenz kann aber auch seidig und samtig sein, feinkörnig, ausgewogen, wie man sie bei einem Dornfelder oder Syrah wiederfindet. Genießen Sie mit Ihrer Zunge das Spiel der Süße und Säure und testen Sie, ob das Gesamtbild harmonisch ist. Fehlt nämlich die Säure, wirkt der Wein flach und langweilig, ist der Wein zu sauer, schmeckt er wie Essig.

Wie kann ich einen Wein beschreiben?
Niemand kann von Ihnen erwarten, dass Sie die weit über tausend Aromastoffe, die im Wein vorkommen können, erkennen oder gar benennen können. Aber Sie können den Wein beschreiben. Die richtigen Hilfsmittel können Sie dabei unterstützen.

Malen Sie einen Stern mit sechs Spitzen, an deren Enden Sie die sechs Eigenschaften eines Weines von süß über sauer, adstringent, fruchtig, aromatisch bis würzig schreiben, und tragen Sie von der Mitte ausgehend zehn Stufen ein.

Mit diesem Stern können Sie die unterschiedlichen Eindrücke, die ein Wein bei Ihnen hinterlässt, bewerten, indem Sie ihm für jede der sechs Eigenschaften eine Note geben. Ist der Wein sehr süß, geben Sie ihm die Note Zehn auf der »Süßskala«. Ist er gar nicht süß, geben Sie ihm die Note Null. Verfahren Sie ebenso mit den anderen Eigenschaften, und Sie werden ein Weinprofil erhalten, mit dem Sie auch zwei unterschiedliche Weine auf Grundlage der einzelnen Bewertungspunkte charakterisieren können.

Wer wie die Profis an die Sache herangehen möchte, kann auf das sogenannte Aromarad zurückgreifen, das spezielle Begriffe verwendet, die helfen, Weine zu beschreiben. Beispielsweise einen Bordeaux: Dieser Rotwein, granatfarben mit rosa Rand, trägt die Aromen von Erdbeere, Himbeere, Kirsche und Lakritze mit einigen rauchigen Noten. Der Wein ist mit einem weichen, nachklingenden Abgang ausbalanciert.

Und wie geht das Ganze origineller? Wem das zu langweilig ist, der kann versuchen, den Wein mit einem Musikstück zu vergleichen. Einen Spätburgunder mit einem Flamenco, rassig und feurig, wild und verführerisch zugleich, voller Wärme, die den ganzen Körper erfüllt. Oder einen Prosecco mit einer »Kleinen Nachtmusik« von Mozart, moussierend und prickelnd. Ein Wein, der für beschwingte Laune sorgt und anregend wirkt.

Die Übung macht's: drei Monate »monogam«

Genießen Sie die oben beschriebenen klassischen Weißweinsorten und die wichtigsten Rotweinreben einzeln für jeweils etwa drei Monate. Trinken Sie also drei Monate lang nur Riesling, danach drei Monate nur Silvaner und so weiter. Ruhig von verschiedenen Winzern, machen Sie sich Notizen, welche Nuancen übereinstimmen und welche sich unterscheiden. So lernen Sie eine Sorte kennen, Ihre Nase wird darauf trainiert.

Wenn Sie Schwierigkeiten haben, die Aromen auseinanderzuhalten, können Sie sich ein kleines Weinaromaset im Internet bestellen. Es enthält die wichtigsten Weinaromen in kleinen Fläschchen – üben Sie täglich, diese Düfte zu erkennen.

Erst riechen, dann schmecken …

Testen Sie jeden Wein zuerst nur mit der Nase. Welche Aromen nehmen Sie wahr? Vergleichen Sie dann diesen Eindruck der Aromen, wenn Sie einen Schluck im Mund haben und die Düfte über die Verbindungsröhre zwischen Mund und Nase zu Ihren Riechzellen gelangen.

Genauso funktioniert es umgekehrt: Halten Sie sich einfach die Nase zu und versuchen Sie, mit der Zunge die restlichen sensorischen Eindrücke zu sammeln, also den Geschmack (die Süße, die Säure, das Bittere und das Salzige) sowie die Adstringenz. Indem Sie sich die Nase zuhalten, werden Sie von den Aromen nicht so sehr abgelenkt.

Der Wein atmet …

Und versuchen sie Folgendes mit Rotweinen (vor allem französischen): Öffnen Sie die Flasche, dekantieren Sie den Wein und nehmen Sie den ersten Schluck relativ rasch. Testen Sie danach den Wein jede halbe Stunde im Hinblick auf seine geschmackliche und aromatische Veränderung. Damit werden Sie die Bedeutung des Sauerstoffs für Adstringenz, aber auch für die Aromenvielfalt kennenlernen.

Ähnliches können Sie mit dem gleichen Wein auch bei zwei unterschiedlichen Temperaturen versuchen. Und testen Sie doch auch einmal, ob Sie bei der Blindverkostung bei gleichen Temperaturen den Roten und den Weißen auseinanderhalten können. Sie werden überrascht sein!

Was ist ein Fehlaroma und wie erkenne ich es?

Bevor Sie einen Wein servieren, sollten Sie beim Riechen und auch beim ersten Schluck auf typische Fehlaromen achten. So ein Fehlaroma ist zum Beispiel ein Korkton oder ein Essigstich, es kann aber auch ein Schwefelgeruch sein oder ein leichter Geruch nach Lösungsmitteln, ein unangenehmer Butterton oder sogar ein Duft, der wie Mäuseurin riecht. All diese Fehlgerüche werden Ihnen sicher beim ersten Riechen und Schmecken auffallen. Wenn Sie im Restaurant sind, lassen Sie den Wein zurückgehen.

Welcher Wein passt zu welchem Essen?

Diese Frage stellt sich heute nur noch selten, und man kann sich auf die berühmtesten Sommeliers berufen, die inzwischen auch Rotwein zum Fisch und Weißwein zum Lamm anbieten. Dennoch gibt es einige Grundregeln, die Sie beachten sollten. Nicht weil »das zum guten Ton gehört«, sondern weil es einfach besser schmeckt:

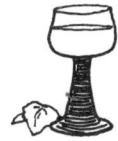

1. Schon beim Kochen sollten Sie nie billigen Wein verwenden, sondern den Wein, den Sie auch später zum Essen reichen wollen. Den Unterschied wird jeder schmecken.

2. Sauer und Sauer oder auch Bitter multiplizieren sich, also nie sauren Wein zu einem sauren oder bitteren Essen, zum Beispiel essigsaurem Salat oder bitterem Chicorée, reichen.

3. Scharfe Gerichte vertragen nur einen aromatisch fruchtigen Wein wie einen Riesling oder Gewürztraminer.

4. Kräftiges Essen braucht einen kräftigen Wein und fettige Speisen einen Wein mit höherem Alkoholgehalt.

5. Scharf angebratenes Fleisch harmoniert am besten mit einem kräftigen, im Barrique ausgebauten Rotwein.

6. Zu einem süßen Dessert passen edelsüße Weine wie

Eiswein oder eine Beerenauslese. Das Gleiche gilt übrigens für Enten- oder Gänseleberpastete.

Das Wichtigste zum Schluss:
Diese kleinen, augenzwinkernden Hinweise werden Ihnen helfen, auch in Kennerrunden mit einem fundierten Urteil zu glänzen. Aber vergessen Sie nie: Über Geschmack lässt sich nicht streiten, Vorlieben sind immer subjektiv. Für jeden einzelnen Weintrinker können Rebsorte, Jahrgang oder Preis zu einem völlig anderen Ergebnis führen. Ob rot oder weiß, süß oder sauer, teuer oder billig – stehen Sie zu Ihren Vorlieben und genießen Sie Ihren Wein! Denn er ist zum Genießen da.

PS: Die richtige Geschichte macht's ...
Wie entscheidend die richtige Präsentation und Situation für den Genuss ist, haben wir im Urlaubskapitel gesehen. Also erzählen Sie Ihren Gästen eine kleine Anekdote. Berichten Sie davon, wie Sie diese Flasche vor vielen Jahren in einem toskanischen Bergdorf nach einer unvergesslichen Weinprobe als eine der letzten dieses Jahrgangs nach langem Bitten und für teures Geld erhalten haben. Oder erzählen Sie, dass Sie sich noch genau an den Tag erinnern können, an dem Sie diese wunderbare Beerenauslese in einem kleinen, versteckten Weingeschäft in Südfrankreich gefunden haben, und nun öffnen Sie genau diesen herrlichen Wein ...

Riechspiele für Kinder

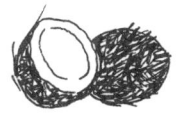

Wer hat die beste Nase?

Wollt ihr wissen, wie gut eure Nase ist?

Bevor es losgeht, müsst ihr einige Riechproben vorbereiten. Toll eignen sich zum Beispiel Schokolade, Pfefferminze, Orangenschale, Zitronenschale, Leberwurst, Schinken, Käse, Kaffee, Zimt, Knoblauch, Nelke, Basilikum, Lavendel, Essig, Erdbeeren, Senf, Seife, Zahnpasta oder Zwiebeln. Das darf ruhig ein bisschen stinken! Fällt euch sonst noch etwas ein?

Steckt die Sachen am besten in jeweils ein Marmeladenglas und umwickelt es mit Papier, damit man nicht sehen kann, was drin ist. Der Deckel wird dann für jeden Mitspieler ein bisschen geöffnet. Ihr könnt die Riechproben auch in Schälchen auf den Tisch legen, dann müssen dem Spieler vor dem Spiel die Augen verbunden werden.

Jetzt ist alles bereit für das große Riechen! Jeder Einzelne schnuppert sich an euren Riechproben entlang und versucht zu erkennen, was er riecht. Wer die meisten Sachen erriechen kann, hat gewonnen.

Kann ich meine Eltern und Geschwister am Geruch erkennen?
Wenn ihr mit eurer Familie zusammensitzt, könnt ihr auch einmal ausprobieren, wie gut ihr einander eigentlich riechen könnt.

Ein Familienmitglied ist dabei der »Riecher«. Es bekommt die Augen verbunden, während sich die anderen im Raum verteilen, damit es nicht weiß, wer wo steht.

Jetzt muss der Riecher versuchen, die anderen am Geruch zu erkennen. Riecht Lilli nach Apfelshampoo und Papa nach Bratwurst? Und kann der Riecher den Unterschied noch erkennen, wenn Lilli Papas Pulli anzieht?

Welche Schokolade schmeckt am besten?
Es gibt Milchschokolade, Bitterschokolade, Nougat- und Nussschokolade, weiße und Crisp-Schokolade, Schokolade mit Chili, Pfeffer, Früchten, Mandeln, Joghurt, Pfefferminze, Himbeeren, Mohn, Pistazien, Lavendel, Marzipan, Schokolade mit Kaffeegeschmack oder auch mit Cookies.

Unzählige Sorten Schokolade – aber sechs bis zehn verschiedene Tafeln reichen für das Spiel, je nachdem wie viele Kinder ihr seid.

Legt von jeder Schokoladensorte ein Stückchen auf einen Teller. Dann werden den Mitspielern der Reihe nach die Augen verbunden. Sie müssen erkennen, welche Sorten sie gerade essen. Wer die meisten Schokosorten benennen kann, hat gewonnen.

Übrigens: Welche Sorte hat euch denn am besten geschmeckt und warum?

Habe ich eine Spürnase, um den Weg zur Schule oder
zum Einkaufen zu finden?
Achtet einmal darauf, wenn ihr in die Schule oder zum Einkaufen geht, ob es Gärten, Häuser oder bestimmte Stellen mit einem ganz speziellen Geruch gibt, an denen ihr euch orientieren könnt. Vielleicht kommt ihr auch an Bäumen oder Tieren vorbei, die ihr am Geruch erkennt.

Ihr könnt auch die Augen schließen und euch den Weg einfach im Kopf vorstellen. Könnt ihr euch an die verschiedenen Düfte erinnern? Oder ihr macht mit euren Freunden einen Wettstreit, wer mehr Düfte auf einem bestimmten Weg gerochen hat.

Zuletzt ein kleiner Hinweis für Lehrer:
Dieses Spiel funktioniert auch in der Schule, wenn die Kinder über ihren Schulweg berichten oder einen Aufsatz schreiben mit dem Thema »Meine Nase auf dem Schulweg«.